"健康中国·你我同行"
科普读物

爱眼护眼
守护光明

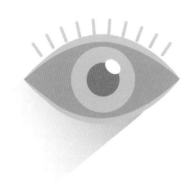

国家卫生健康委宣传司 组织编写

周行涛 主 编

人民卫生出版社
·北 京·

图书在版编目（CIP）数据

爱眼护眼，守护光明 / 国家卫生健康委宣传司组织
编写；周行涛主编 . —北京：人民卫生出版社，
2024.3
ISBN 978-7-117-36094-4

Ⅰ.①爱⋯ Ⅱ.①国⋯ ②周⋯ Ⅲ.①眼－保健－普
及读物 Ⅳ.①R77-49

中国国家版本馆 CIP 数据核字（2024）第 045150 号

爱眼护眼，守护光明
Aiyan Huyan, Shouhu Guangming

策划编辑	庞　静　杨　帅　　责任编辑　杨　帅
数字编辑	杜鱼田　张嘉琳
书籍设计	尹　岩　梧桐影
组织编写	国家卫生健康委宣传司
主　　编	周行涛
出版发行	人民卫生出版社（中继线 010-59780011）
地　　址	北京市朝阳区潘家园南里 19 号
邮　　编	100021
E - mail	pmph @ pmph.com
购书热线	010-59787592　010-59787584　010-65264830
印　　刷	北京顶佳世纪印刷有限公司
经　　销	新华书店
开　　本	710×1000　1/16　印张：14.5
字　　数	161 千字
版　　次	2024 年 3 月第 1 版
印　　次	2024 年 3 月第 1 次印刷
标准书号	ISBN 978-7-117-36094-4
定　　价	75.00 元

打击盗版举报电话　010-59787491　　E - mail　WQ @ pmph.com
质量问题联系电话　010-59787234　　E - mail　zhiliang @ pmph.com
数字融合服务电话　4001118166　　　　E - mail　zengzhi @ pmph.com

出版说明

　　党的二十大报告指出，把保障人民健康放在优先发展的战略位置，完善人民健康促进政策。习近平总书记强调，健康是幸福生活最重要的指标，健康是 1，其他是后面的 0，没有 1，更多的 0 也没有意义。

　　普及健康知识，提高健康素养，是实践证明的通往健康的一条经济、有效路径。国家卫生健康委宣传司、人民卫生出版社策划出版"健康中国·你我同行"系列科普读物，初心于此。

　　系列科普读物的主题最大程度覆盖人们最为关心的健康话题。比如，涵盖从婴幼儿到耄耋老人的全人群全生命周期，从生活方式、心理健康、环境健康等角度综合考虑健康影响因素，既聚焦心脑血管疾病、癌症、慢性呼吸系统疾病、糖尿病、传染病等危害大、流行广的疾病，也兼顾罕见病人群福祉等。

　　系列科普读物的编者是来自各个领域的权威专家。他们基于多年的实践和科研经验，精心策划、选取了广大群众最应该知道的、最想知道的、容易误解的健康知识和最应掌握的基本健康技能，编撰成册，兼顾和保证了图书的权威性、科学性、知识性和实用性。

　　系列科普读物的策划也见多处巧思。比如，在每册书的具体表现形式上进行了创新和突破，设置了"案例""小课堂""知识扩展""误区解读""小故事""健康知识小擂台"等模块，既便于读者查阅，也增加了读者的代入感和阅读的趣味性及互动性。除了图文，还辅以视频生动展示。每一章后附二维码，读者可以扫描获取自测题和答案解析，检验自己健康知识的掌握程度。此外，系列科普读物作为国家健康科普资源库的重要内容，还可以供各级各类健康科普竞赛活动使用。

每个人是自己健康的第一责任人。我们希望，本系列科普读物能够帮助更多的人承担起这份责任，成为广大群众遇到健康问题时最信赖的工具书，成为万千家庭的健康实用宝典，也希望携手社会各界共同引领健康新风尚。

更多该系列科普读物还在陆续出版中。我们衷心感谢大力支持编写工作的各位专家！期待越来越多的卫生健康工作者加入健康科普事业中来。

"健康中国·你我同行"！

专家指导委员会

2023 年 2 月

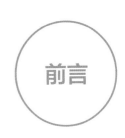

眼健康是每个人的心愿，自小到老，明亮的眼睛离不开日常爱眼护眼，更是每个人自我健康促进的必然本分。眼科医生将爱眼"干货"递送给有需要的人，也是一份责任，我有时也会对自己参与的公益科普打分，自我修正，看看怎样才可更好地帮助到大家。

从眼睛屈光度数变化来认识眼健康，是自然入门路径之一。人类出生时的眼睛短短小小的，通常是远视。眼球慢慢延长，从幼儿到学龄前，远视状态渐渐向着正视区间变化。若在眼球结构发育的敏感期眼轴过度延长，远视的正视进程被加速，可变为近视。随着眼轴进一步延长，度数会变得更高，超过 600 度常被称为高度近视。高度近视患者在人群中大约占 5%，近视度数逐步攀升，超过 1 000 度，甚至超过 1 800 度，这样的超高度近视眼，其眼底结构发生变化的风险增加。若发生视网膜脱离或黄斑出血、裂孔等，就会严重威胁视力。

从少年到白头，眼健康需要持续不断的呵护。有些人的眼睛也许比生理年龄更显"老"。充分认识眼睛会变更老的事实，也就会更懂得针对性提前筛查、干预的重要性。成年人无节制地在电脑与手机上读写，特别在空调环境中，最容易发生干眼。人们常惋惜丰润脸庞在无节制熬夜后变干瘪无泽，却常忽视眼睛在干涸的泪河边也亟需被善待！人类平常每三四秒眨一次眼睛，若学会每二三秒眨一次眼睛，就可以减少泪液蒸发，特别是端坐在电脑前目不转睛的人，要在平时养成"多眨一次眼"的习惯，维护滋润的眼表。

看看眼睛衰老的表现：四十岁以后"老花"不约而至，读书写字易于疲劳，看近没那么清晰了……渐渐地，五十岁左右晶状体混浊，白内障挡住入眼的光线，视觉没有那么灵敏。老去的可能还有眼底感光"底片"，视网膜如黄斑区不知何时有起皱褶的膜，视物更模糊甚至有扭曲变形。也有人的眼内水流循环也不再那么流畅，眼内压力增高损害视神经，青光眼静悄悄偷走一些视力，使得明亮的视界黯下去。有些是"上了年纪"所致，有些则不是，务必做到每年专科检查，简捷可靠的"眼底一张照、眼病早知道"。定期检查，就是眼健康认知转行动的标志。

上海居民平均寿命已经超过 84 岁，这个年龄段的术后视力可以达到 1.0 吗？在科学技术赋能的时代，一切皆有可能！如今白内障是常规手术，大中城市居民的需求与生活水平相适应，已从复明手术逐渐过渡到屈光性白内障手术时代。术后获得清晰的远、中、近距离的良好视力可以改变"老"的状态，提升社交和工作活力，抵御衰老"眼龄"对生活的影响。对于老百姓，从健康促进的理念慢慢引导，把认知转化为行动，让他们早一点体验科技赋予的健康与光明，是眼科医生义不容辞的责任。

周行涛

2024 年 1 月

目录

眼球发育与视觉功能异常

儿童青少年近视防控

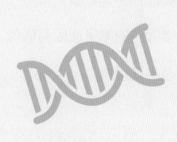

成人的屈光矫正与治疗

角膜病及其他眼表疾病

青光眼与白内障

眼底病与眼眶疾病

眼球发育
与视觉功能
异常

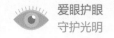
我们的眼睛是怎么看到东西的

　　小朋友美美从小就喜欢帮助他人，她会扶老人过马路，会在公交车上主动让座，还会在捡到钱的时候交给老师。在美美二年级的时候，她报名参加了社区的献爱心活动，美美去了她家附近的盲人学校，去帮助那些看不见的小朋友。虽然美美很开心帮助了别人，但是她也很疑惑，为什么我能看见东西，而那些小朋友却看不见呢？

 小课堂 ·

1. 什么是眼球

　　眼球是人类观察客观事物的视觉器官，大脑中约有 80% 的信息都是通过眼球获取的。眼球是一个几乎充满液体的直径约 23 毫米的球体，主要由最外层白色的巩膜和透明的角膜，中间层的虹膜、睫状体和脉络膜，以及最内层的视网膜组成；眼球内有房水、晶状体和玻璃体三种透明的物质；眼球位于眼眶内，眼眶内填充着脂肪和纤维组织以保护眼球，周围有 6 条眼外肌与巩膜相连，控制眼球的运动，从眼球后端发出视神经传递视觉信息至大脑皮层形成图像。

2. 眼球如何发挥作用

　　当我们在看一个物体时，光线经过物体反射到眼球前部透明的角膜后，虹膜通过调节瞳孔的大小来控制进入眼内光线的多少，再经过房水、晶状体和玻璃体这三种屈光介质，将外界光线聚焦在视网膜上；最后视网膜把进入眼内的光信号转换成电信号，通过视神经将电信号传递到大脑的视觉皮层。大脑对双眼传递的视觉信息进行整合，最终形成清晰的图像。眼球的不同部分是协同工作的，所以视觉形成的速度非常快。

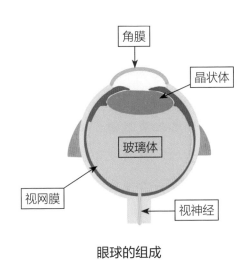

眼球的组成

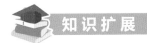

我们是如何分辨颜色的

位于眼球后部最内层的视网膜是形成清晰图像的关键组织，主要由视锥细胞和视杆细胞对光线产生反应。视杆细胞主要是在昏暗的光线中发挥作用，而发挥颜色辨别作用的是视锥细胞。我们大多数人约有 6 万个视锥细胞，几乎所有视锥细胞都集中在视网膜上一个直径 0.3 毫米的、被称为中央凹的点上。视锥细胞根据不同波长的光敏感程度可分为三类——长波长敏感的视锥细胞可辨别红色，

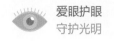
中波长敏感的视锥细胞可辨别绿色，短波长敏感的视锥细胞可辨别蓝色。因此，当不同的视锥细胞同时工作时，辨别出的不同颜色可进一步叠加产生数百万种颜色。所以，那些分辨不出颜色的患者就是因为视网膜上对应的一种或多种视锥细胞缺失或功能障碍，医学上称为色盲，最常见的是红绿色盲，其次是蓝黄色盲。

视力发育过程是什么样的

启启的爸爸妈妈都配戴眼镜，他们害怕启启也近视，因此对启启的视力非常关心。启启家中就备有视力表，这样爸爸妈妈能经常检查启启的视力有没有达标。启启3岁时第一次测视力，启启妈妈就发现他没有办法看到1.0的视标，因此紧张地带着启启去了医院。那启启的视力不足1.0就是近视了吗？

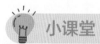
小课堂

视力发育过程是什么样的

在胚胎发育3周时，视凹出现，随后的几周眼睛的各结构逐步形成。至胚胎发育7月时，视网膜中的视锥细胞、视杆细胞开始分化，黄斑神经节细胞增厚，黄斑中心凹形成，出生时宝宝的视锥细胞仍未发育完全。在出生后4个月左右，宝宝的黄斑才完成发育。所以，刚出生的孩子是无法看清楚东西的。

宝宝出生时由于眼轴较短（长度平均为16毫米），处于远视的状态，加上黄斑未完全发育，1个月左右仍不能很好地清晰视物,眼球运动功能也不完善。经过 2 个月的发育,孩子的眼部运动能力逐渐加强,加上视力也在一点点地进步,可以开始追随家长的动作,能够看到一些移动目标较大的物体,但是这个时候宝宝的眼球运动能力并未发育完善,无法做到长时间对目标的追踪。经过 6 个月的时间,孩子的黄斑已经得到初步的发育,开始有简单的深度觉和立体感,能够感知物体和远近距离,这个时候孩子视力已经接近 0.1 左右的水平。接下来的 6 个月,孩子的视力发育进一步加快,调节开始产生,集合功能也逐渐完善,这时候可以对孩子的调节功能和集合功能进行适当地锻炼。到 1 岁孩子的视力基本上已经有了 0.1~0.3,各种视觉功能也逐步建立或完善,包括孩子的双眼视觉、色觉、对比敏感度,以及手、眼、脑协调能力等。发育到 2 岁,孩子的视力在 0.2~0.5。

儿童裸眼视力发育对照表

年龄	视力
0 岁	0~0.1
1 岁	0.1~0.3
2 岁	0.2~0.5
3 岁	0.4~0.6
4 岁	0.5~0.8
5 岁	0.8~1.0
6 岁及以后	1.0~1.2

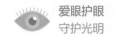
所以，只要孩子的视力每年都在进步，不伴有高度远视、散光、近视和明显的屈光参差，我们就可以认为孩子的视力在正常发育范围之内。

 知识扩展

视力发育过程中应注意哪些问题

随着电子产品的普及，很多在学龄前的孩子，已经开始接触手机、平板电脑等各类电子产品。过早、过多近距离用眼会使得孩子眼睛远视储备不足，裸眼视力也提前达到了1.0，但并不意味着这是一件好事情，而是要提高警惕。孩子远视度数过低，甚至消失，视力过早地达到成人的标准，其未来出现近视的概率将会大大增加。

孩子视力发育无论快慢，家长都应该提前关注并预防视力问题出现。在孩子懂事之后（约4周岁），尽早教会孩子认识视力表，至少每半年带孩子进行视力和屈光度数的检查，提前做好屈光发育档案的建立，预防并及时干预视力发育过程中出现的问题。

监测儿童屈光发育要关注哪些指标

晓雯和她先生都是近视眼，从小学开始就深受配戴眼镜的困扰。去年，他们的宝宝小熙诞生了，一家人都非常开心。但是晓雯看着孩子明亮的大眼睛，经常担心会把近视遗传给孩子，她实在不愿意孩子和她一样，从小就戴上眼镜。她知道平时要多带孩子去户外"目"浴阳光，要减少近距离用眼，要少看电子产品，但她还是有疑惑：如何能明确了解孩子的屈光发育状况呢？要监测哪些指标？

 小课堂 ·······················

1. 为什么要监测儿童屈光发育状态

当远处的平行光线通过眼的屈光系统后，无法聚焦在视网膜上时，出现视物的模糊，称为屈光不正。儿童常见的屈光不正包括：近视（平行光线聚焦于视网膜前）、远视（平行光线聚焦于视网膜后）和散光（平行光线在眼球不同的轴向聚焦点不同）。

近年来，儿童青少年近视发生率居高不下，发病年龄呈现出低龄化趋势。而新生儿眼睛通常处于远视的状态，随着生长发育，眼轴也会慢慢地变长，远视则会逐渐减少，到 8 岁左右屈光度基本达到正常。不同年龄对应不同的生理性远视，如果远视储备被提前消耗完，则可能较早出现近视；如果远视度数较高，超过了生理性远视，就可能影响儿童视功能的发育，需要尽早治疗。除此之外，先天性散光也是常见的一类屈光不正，高度散光会影响视功能发育，严重者可造成弱视。因此，家长必须定期监测儿童屈光发育状态。

2. 监测儿童屈光发育状态需要关注哪些重要指标

儿童屈光筛查主要是了解眼睛的屈光状态和程度，评估眼球健康水平。屈光筛查主要关注的指标有视力、屈光度、眼轴长度。

（1）视力：视力是指视网膜分辨影像的能力。成年人可通过"E"字对数视力表检测视力，1.0 以上为正常视力。新生儿出生

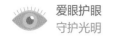
时，眼睛发育未成熟，处于远视状态，随着生长发育，眼球逐渐增长，眼远视屈光度数逐渐趋向正视，称之为"正视化过程"。眼球未发育成熟的人群，例如 3～5 岁儿童视力的正常值下限为 0.5，6 岁及以上儿童视力正常值下限为 0.7。对于更低龄的儿童，除了儿童视力表，家长也可以通过观察孩子的日常行为，比如追光、玩玩具、抓物等来初步判断；此外，还可以通过遮盖一眼后的行为表现，来判断是否存在双眼之间的视力差异。儿童时期监测视力的变化，可以了解孩子视觉系统是否发育正常，也可以尽早发现是否存在屈光异常或其他眼病。

（2）屈光度：眼睛折射光线的作用叫屈光，近视、远视及散光都可以直接用屈光度表达。由于儿童的调节力很强，睫状肌麻痹后进行验光验出的才是基础的屈光度，与自然瞳孔状态下的屈光度相比，睫状肌麻痹后的真实度数一般会更加偏远视。初步的屈光度筛查可以采用电脑验光，如果电脑验光度数偏离正常范围，那么就必须进行睫状肌麻痹综合验光。我们希望孩子在自然状态下保持轻度远视状态。3 岁前生理屈光度为 +3.00D，4～5 岁生理屈光度为 +1.50D～+2.00D，6～7 岁生理屈光度为 +1.00D～+1.50D。因此在正视化过程中，需要定期监测屈光度的变化，如果远视减少过快，那么就可能更早发展成为近视，需要早期进行干预。

（3）眼轴长度：指眼球的前后径。成年人眼轴长度正常值约为 23～24 毫米，而新生儿的眼轴长度只有 16 毫米左右并伴随远视。从出生后到 3 岁这段时间，眼轴变化是最快的，也是远视度数降低最快的时间。生理情况下，3～14 岁眼轴生长速度会明显减慢，一般每年眼轴的增长量不超过 0.3 毫米。但是，如果低龄时接受了过多的不良光学刺激，伴随着远视的减少过快或近视的增长过快，眼轴也会增长迅速，大幅超过生理性的变化。因此，眼轴数据的定期监测有助于我们了解儿童屈光状态的发育。眼轴检查快速方便，且不受调节影响，重复性和准确性较高。

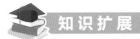 知识扩展

角膜曲率检查重要吗

角膜曲率指角膜的屈光度或曲率半径值。成年人角膜曲率的正常范围是 39D～45D，平均在 43D。而新生儿角膜曲率非常陡，可达 48D～55D，且常伴随散光。儿童出生 6 个月内角膜迅速变平，散光也逐渐降低，一般到 3 周岁，角膜曲率就会降低到成人的水平。也就是说，3 岁以后角膜曲率的变化就很小了。在首次筛查儿童屈光发育状态的时候，我们检测角膜曲率，结合屈光度、眼轴，可以更全面地了解眼球的屈光状态，但在后续的定期检查中可根据临床需要判断是否需要再次复查角膜曲率。

什么是屈光不正

圆圆今年 4 岁，最近她妈妈收到幼儿园发来的一张视力体检报告，提示圆圆的双眼视力都是 0.3，没有达到正常的视力标准，幼儿园要求家长带孩子到医院进行检查。

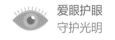
 小课堂 •

屈光不正的定义

医学上将远视 75 度至近视 50 度（不含）的范围定义为正视。理论上讲，正视范围之外的远视、近视、散光都属于屈光不正。但如上一节所述，儿童青少年在屈光发育过程中要保留一些远视储备，才足以抵御近视发病。因此，不是所有屈光不正都需要矫正。如果患者的裸眼视力下降到影响正常生活、工作、学习，或者伴有眼位异常（比如隐斜视），或者影响到屈光发育过程（比如近视度数加深过快），都应该及时使用光学方法矫正。

 知识扩展 /////

屈光不正的矫正

目前，屈光不正的矫正主要包括非手术矫正和手术矫正两种方式，近视眼配戴凹透镜，远视眼配戴凸透镜，散光配戴环曲面镜片。

非手术矫正包括框架眼镜和接触镜两种。框架眼镜又分为单焦点镜片和多焦点镜片，后者对近视增长具有一定的控制作用，逐渐成为近年来主流的儿童近视矫正方式。接触镜主要包括软性接触镜和硬性接触镜两种，角膜塑形镜（"OK 镜"）就属于硬性接触镜的一种。

小朋友的视力越高越好

案例中圆圆的视力为 0.3，参照弱视诊断标准，圆圆的视力显然有问题，需要矫正吗？

妈妈带着圆圆到眼科做了睫状肌麻痹验光，检查的报告如下：右眼 +2.0DS/−1.00DC × 180 = 0.8，左眼 +2.0DS/−1.00DC × 175 = 0.8（DS 是球镜即近视、远视度数，DC 是柱镜即散光度数）。也就是说圆圆双眼各有 200 度的远视以及 100 度的散光，双眼矫正视力均为 0.8。按照弱视的诊断标准，圆圆目前没有弱视，所以不需要配戴矫正眼镜。远视储备在正常范围内，暂时不用担心近视的问题。医生建议圆圆每半年复查一次，检测视力的发育情况。

从圆圆的例子我们可以看出，幼儿的裸眼视力并不一定是越高越好。远视储备较多的孩子裸眼视力发育相对慢一些，但是将来近视的概率反而较低。当然，远视度数过高则可能出现弱视，也需要戴镜矫正。

测视力和验光是一回事儿吗

小胜是刚上小学一年级的小朋友，在学校组织的体检中发现视力表的很多行视标都看不清楚，检测视力只有 0.3。小胜妈妈非常焦虑，在线上咨询医生，孩子测视力的 0.3 到底是近

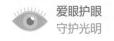
视多少度。这样的问题让医生也很为难，因为测视力的结果和度数并没有准确的对应关系，想要知道孩子的真实度数，医生还是建议小胜妈妈带小胜去医院做验光。

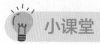

1. 什么是视力检查，什么是验光

首先需要明确，视力检查和验光是两个不同的检查。

视力检查就是大家都很熟悉的看视力表指上下左右，在幼儿园和学校都会做定期的视力检查来筛查孩子的视力情况。如果孩子在视力检查中没有达到标准参考值，就应该到医院去做进一步检查，包括验光。

验光分为电脑验光和主觉验光，使用特殊的仪器来进行，能够了解眼睛的屈光状态，包括近视、远视和散光度数。主觉验光可以了解矫正视力，也就是戴镜后的最佳视力。

2. 视力检查结果和验光有没有一个大概的关系

一般来说，100 度近视大约对应 0.5 裸眼视力，200 度近视大约对应 0.2 裸眼视力。但是每个人情况都有可能不一样，只是做个参考。再强调一遍：近视度数如何，需要验光才能知道。

3. 视力检查的推荐参考值

我国使用的视力表是标准对数视力表，用五分记录法以及小数记录法表示视力，两者之间有公式可以转换。其中对于 7 岁或以上儿童标准视力是 5.0（1.0）。如果 7 岁儿童视力 4.9（0.8）为轻度视力不良；4.6（0.4）≤视力≤ 4.8（0.6）为中度视力不良；视力≤ 4.5（0.3）为重度视力不良。

知识扩展

学龄前儿童应该多久做一次视力检查

理想状态下，正常出生的宝宝在6月龄的时候应该到医院进行屈光筛查。如果宝宝屈光状态正常，可以每隔6~12个月做定期检查。

早产儿、低出生体重儿应警惕由于视网膜发育不全导致的视网膜病变，所以应该在出生后6个月进行屈光筛查，按照要求及时进行眼底病变筛查和追踪。

3~4岁时，小朋友要学会辨认视力表，每6~12个月定期检查视力和屈光度。家长要把孩子的验光结果和视力检查单保存好，帮助医生建立孩子专属的屈光发育档案，这对于尽早发现近视、弱视等问题尤为重要。

早产儿眼底检查有哪些注意事项

眼科常见的检查有哪些

王先生今年48岁，最近发现右眼前总是有黑影飘动，几天前还出现闪光感，于是来医院就诊。眼科B超检查发现其右眼不仅有玻璃体混浊、后脱离，还发现了视网膜裂孔，医生扩瞳眼底检查在右眼视网膜发现了裂孔，并眼底照相记录了裂孔的位置。王先生得知后非常担忧，医生告诉他不用紧张，虽

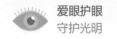
然如果没有及时发现确实有可能后续会进展为视网膜脱离，甚至有失明的风险，但目前眼科的检查设备非常先进，可以对疾病早发现、早治疗，他只需要行眼底激光封闭裂孔即可。

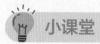

小课堂

眼科常见的检查有哪些

眼科的检查内容非常多，最常用的包括视力检查、裂隙灯检查、检眼镜检查、眼压、眼轴、验光、B超等。为了进一步鉴别疾病，可能需要做更细致的眼科专科检查，一般包括角膜地形图、眼底照相、光学相干断层扫描（optical coherence tomography，OCT）、荧光素眼底血管造影等，有些疾病可能需要多次随访才能确诊，并为后续的治疗提供必要的参考依据。

（1）视力：一般情况下，成年人视力应能达到1.0，具有屈光不正（近视、远视、散光）的人，裸眼视力会低于正常值，但通过配戴眼镜屈光矫正后视力可以达到正常值。如果视力下降，则需要到医院进行进一步的检查，判断视力下降的原因。视力检查通常是眼科检查的首要参考项，它能在一定程度上反映疾病的严重程度，也能为眼科疾病的治疗提供辅助性的诊断依据。

（2）裂隙灯显微镜：是眼科门诊必备的检查之一。主要用于眼部的检查，包括眼睑、结膜、角膜、前房、晶状体、玻璃体等，可以判断是否有结膜炎、角膜炎、白内障等。结合检眼镜还可以进行眼底视网膜、黄斑、视神经的检查。

（3）眼压：是指眼球内容物对眼球内壁的压力。正常眼压通常是在 10～21mmHg 范围内。部分眼科疾病可通过眼压的变化来提示疾病的严重程度，比如高眼压是青光眼的主要表现之一。

（4）验光：主要分为客观电脑验光及主觉验光。电脑验光通过电脑验光仪测量眼睛的屈光度，一般用于可疑屈光异常患者的初步筛查。主觉验光是在电脑验光的基础上，对患者进行更加精准的屈光度检查，并能够了解患者的矫正视力。12 周岁以下的儿童眼睛调节能力较强，首次验光一般建议通过滴用睫状肌麻痹眼药水后再进行。老年患者通过验光还可以了解"老花"的度数，用于验配老花镜。

（5）眼部生物测量及 B 超：最新的生物测量技术可以实现非接触、一键式眼部参数的精准测量，包括前房深度、晶状体厚度和眼轴长度等。医生通过眼轴长度等监测能够为儿童青少年提供个性化的近视防控方案。白内障术前精准的眼部参数可以协助医生选择合适度数的人工晶状体。B 超主要用于了解眼内玻璃体及视网膜的情况，像王先生这样的飞蚊症就建议进行 B 超检查。

（6）眼底检查：主要是通过检眼镜、OCT、眼底照相、荧光素眼底血管造影等方式对视网膜等进行检查，可以发现各种眼底疾病，如黄斑病变、视网膜血管病变等，并成为记录疾病变化与转归的重要依据。很多其他系统或全身性疾病会在眼底表现出异常，包括糖尿病、高血压等慢性疾病。

（7）角膜地形图：能详细反映角膜的形态特征，包括角膜厚度及角膜散光等，对角膜散光的评估、圆锥角膜的筛查与随访起着重要的作用。近视矫正手术前评估角膜厚度，以及筛查圆锥角膜、角膜接触镜验配参数选择等均需要通过角膜地形图作为重要依据。

眼睛是心灵的窗户，如果眼睛出现不适症状，一定要去正规的

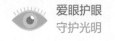
医院做相关检查，尤其高度近视、糖尿病、高血压等患者需定期进行眼科检查，早发现、早干预、早治疗，以免视力发生不可逆的损伤。

弱视的常见原因与诊治

月月妈最近碰到一件烦心事。3岁的月月刚上幼儿园，下午去幼儿园接她时老师递给妈妈一张通知单，要求带月月去眼科医院做检查。原因是在入园的常规体检中，月月右眼和左眼的裸眼视力都只有0.2，电脑验光仪显示双眼有+6.00D（600度）远视，可能是弱视。妈妈担心极了，这么小的孩子眼睛出问题还得了，孩子平时基本不接触电子产品，日常生活没有发现孩子有视力异常，也没有听月月说看不清啊，怎么就只有0.2的视力，她的眼睛到底发生了什么问题？

 小课堂 ● ● ● ● ● ● ● ● ● ● ● ● ● ● ● ● ● ●

1. 什么是弱视

根据美国眼科学会2017年的眼科临床指南，弱视是指单眼或双眼最佳矫正视力降低，但通常眼睛的结构是正常的。它是一种源自视觉图像处理异常的中枢神经系统发育障碍，从而导致视力下降。

值得指出的是，弱视诊断中所说的视力缺陷必须结合年龄来判断，而不是在老的诊断标准中"一刀切"地以最佳矫正视力低于0.8为标准。指南给出年龄相关的弱视诊断标准：

3 岁 < 年龄 ≤ 4 岁：视力 < 4.6（0.4）；

4 岁 < 年龄 ≤ 5 岁：视力 < 4.7（0.5）；

年龄 > 5 岁：视力 < 4.8（0.6）。

同时，弱视的诊断必须包括视力的缺陷和可能的原因，两者缺一不可。如果缺乏引起弱视的原因，即使存在视力缺陷，也无法诊断为弱视，需要积极寻找视力缺陷的原因。

2. 弱视的病因是什么

弱视的发病机制是在视觉发育敏感期异常的视觉输入，可分为以下几类。

（1）斜视性；

（2）屈光不正性：包括屈光参差（双眼屈光不正相差 1.00D 以上）和双眼高度屈光不正（近视、远视、散光）；

（3）形觉剥夺性：屈光介质混浊（如先天性白内障）或上睑下垂。

我国弱视的发病率约为 2%～4%。在低幼儿童中弱视是常见的眼健康问题。

3. 弱视如何治疗

弱视治疗最重要的原则是早发现、早治疗，治疗越早，成功率越高。临床中碰到的大部分弱视都是像月月这样在入园或者入学体检中发现异常，然后经过眼科进一步检查确诊的，所以适时体检才能早期发现弱视并及时治疗。弱视治疗的策略包括三个方面：消除引起形觉剥夺的原因；矫正可能导致视力低下的屈光异常；通过遮盖或模糊对侧眼促进弱视眼的使用。最重要的治疗措施是屈光矫正、遮盖和药物压抑。

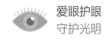
 知识扩展

1. 婴儿该如何检查视力

常用的 E 字视力表和儿童用的图形视力表都不适合婴儿的视力检查。医生可以通过以下方法去判断他 / 她的视力：①行为观察法：一般存在单眼弱视的，如果遮盖健康的眼睛，就会表现出明显的抗拒行为。②条栅视力检查：使用不同宽度的黑白条栅对婴儿视力做定量检查。同时，展示给婴儿有条栅和无条栅的两个图形，条栅有不同的粗细，对应不同的空间频率，

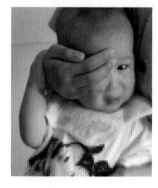

行为观察法——遮盖孩子健眼（右），孩子表现出抗拒行为和表情

能看到越细说明视力越好。通过观察其视觉行为反应（孩子的目光会转向有条栅的图形）来判断其是否能看见该条栅。

2. 单眼弱视的孩子不愿意遮盖治疗怎么办

遮盖治疗是单眼弱视的经典治疗方法。用眼贴和眼罩遮盖健眼，促进弱视眼的使用，从而提升弱视眼的视力。有些孩子非常抗拒眼贴和眼罩带来的特别外观或不舒适的感觉。这种不依从会影响治疗的有效性，此时可以用药物压抑治疗来替代遮盖治疗。药物压抑治疗是指对健眼使用药物（一般使用 1% 阿托品凝胶）使睫状肌放松，使该眼无法调节（类似照相机失去变焦功能），然后结合光学镜片将健眼的光学焦点设计成看远清晰（近压抑），或者看近清晰（远压抑），就能迫使弱视眼作为主导眼使用。在美国眼科学会的弱视临床诊疗指南中，遮盖和药物压抑是同时推荐的重要治疗方法。

我家孩子是"斗鸡眼"吗

　　小睿半岁的时候，爸爸妈妈发现他的两只眼睛间距很近，邻居也有人说孩子像是"斗鸡眼"，这可急坏了小睿的爸爸妈妈，于是带着小睿来到了医院。"医生，我家宝宝是不是'斗鸡眼'？邻居都说孩子是'斗鸡眼'，您快帮我看看！"经过一系列检查，医生告诉小睿爸妈，小睿是有内眦赘皮，看起来像"斗鸡眼"，实际上是正常的，称为"假性内斜视"，不需要治疗。

 小课堂 ●●●●●●●●●●●●●●●●●●●●●●

1. 什么是"斗鸡眼"

　　"斗鸡眼"就是临床上对内斜视的俗称。内斜视的主要临床表现为双眼向正前方看时，当一只眼睛注视目标，另一只眼睛则向内偏斜，或者两只眼睛均向内偏斜。

2. 内斜视有哪些危害

　　我们双眼的位置（眼位）正常对视觉功能很重要。双眼可以同时看到清晰的图像，是单眼视力正常发育和双眼视功能正常发育的前提。正常的视力和双眼视功能都自婴儿时期开始发育。因此，在6岁以内发生的斜视，尤其是内斜视，易造成视力发育障碍（弱视）和双眼视功能发育异常，年龄越小则影响越大，并且超过一定年龄后视力和双眼视功能很难恢复至正常。另外，内斜视还会影响患儿

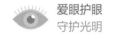
的外貌，造成一定的心理压力。因此，怀疑小朋友有内斜视一定要抓紧诊断、及时治疗。

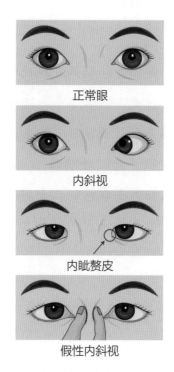

正常眼

内斜视

内眦赘皮

假性内斜视

正常眼、内斜视和假性内斜视的区别

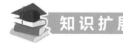 知识扩展

1. 如何自查有没有内斜视

临床上我们有一些针对眼位异常的检查方法，以下两种方法可供家长对小朋友进行自查。

（1）角膜映光法：家长手持手电筒与孩子面对面，在孩子眼前 33 厘米左右距离处将灯光正对两眼间的鼻梁处，让孩子盯着手电筒。在孩子的两只黑眼珠上会各自出现一个映光点。如果双眼的映光点都在黑眼珠正中，说明孩子没有斜视；如果其中的一个映光点在偏内侧、外侧、上方或者下方，提示可能存在斜视。这种情况下，需要带孩子到医院做进一步详细的检查。

（2）交替遮盖法：参照角膜映光法，家长手持手电筒与孩子面对面，在孩子眼前 33 厘米左右距离处将灯光正对两眼间的鼻梁处，让孩子盯着手电筒。家长用手或者遮盖板交替遮盖孩子的左眼和右眼，在交替遮盖的过程中观察被遮盖眼的运动方向。如果双眼不动，说明没有斜视；如果遮盖右眼后，将遮盖板移向左眼时，右眼由内侧向外侧运动，或者遮盖左眼后移向右眼时，左眼由内侧向外侧运动，提示有内斜视或内隐斜，反之则为外斜视或外隐斜。这种情况下，需要带孩子到医院做进一步详细的检查。

2. 如何治疗内斜视

当我们在诊室碰到内斜视的孩子时，在排除了其他器质性病变后，会开具 1% 阿托品凝胶给孩子回家散瞳 3～7 天，然后再来验光。这一步骤非常关键，因为一部分内斜视是由于高度远视及调节因素引起的，需要将调节因素去除后验光。若有中高度远视需要配镜足矫，配戴 3～6 个月后再进行斜视检查。如果复查时，配镜足矫仍有内斜视，则需手术治疗；若戴镜后内斜视已纠正，则只需继续戴镜，不需要手术。如果验光发现斜视伴有单眼弱视，则需要先治疗弱视再考虑斜视手术等其他治疗。

什么是内斜视

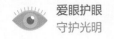
孩子歪头视物，警惕斜视

　　小朋友茂茂有一双大眼睛，十分可爱，在茂茂可以坐立后，妈妈发现茂茂经常把头歪向右侧肩膀，憨态可掬，心想：我家宝宝这么小就会卖萌了。可是随着茂茂渐渐长大，妈妈发现他无论是想事儿、玩玩具，还是看电视、看书、画画的时候，头一直都歪向右侧，这时妈妈意识到问题的严重性，就带茂茂到医院检查颈部肌肉和骨骼。外科医生回复孩子颈部发育没有问题，建议茂茂妈妈带孩子去眼科排查眼性斜颈。妈妈这才知道，原来斜视也会引起孩子歪头视物。

1. 什么是眼性斜颈

　　眼性斜颈多由先天性眼部肌肉麻痹所造成，最常见的是单眼或双眼的上斜肌麻痹。由于眼部肌肉在某些方向产生运动障碍，从而造成复视（即看物体会产生两个不重叠的影子），孩子为了避免复视而产生歪头的代偿反应。头位异常正好代偿眼球运动的缺陷，使麻痹的肌肉放松，可保持双眼视觉平衡，从而消除或减少复视，最大程度上维持孩子双眼视觉（双眼一起应用的能力，即当双眼注视同一物体时，此物体的形象通过两眼各自的传导途径传至大脑，被融合成一个完整的、具有立体感的单一物象），对视觉功能起到保护作用。

2. 什么是外科斜颈

外科斜颈最常见的为先天性肌性斜颈和先天性骨性斜颈。前者是由于一侧胸锁乳突肌挛缩引起的头颈歪斜的先天性颈部畸形，相当多见；后者是因颈椎骨质发育畸形所致的斜颈，较少见。两者都常伴有不同程度的颈部活动受限。

 知识扩展

如何鉴别眼性斜颈与外科斜颈

先天性上斜肌麻痹造成的斜颈应该尽早治疗，但先天性眼肌麻痹属于比较复杂的眼部异常，必须由有经验的眼科专科医生才能做出正确的诊断，并指导下一步治疗计划。在家中，家长也可以简易判断一下孩子的歪头是否由眼部异常引起。可以用纱布或眼贴遮盖孩子任意一眼，只用另一眼看东西，遮盖时间最少半小时。同时，

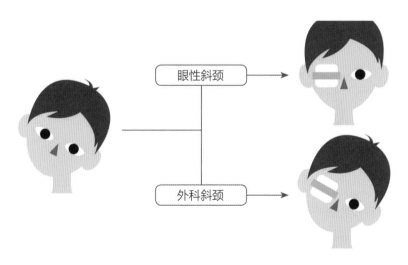

遮盖法鉴别眼性斜颈和外科斜颈

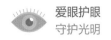
家长需观察孩子的头位是否有变化，如果歪头明显改善，甚至消失了，说明最有可能是眼部问题引起的歪头，建议眼科就诊。如果没有变化，则建议首先排查是否为外科斜颈，需到颈外科就诊。

 误区解读

可以等孩子大一些再做手术矫正眼性斜颈

此观点错误，长期的歪头会给孩子带来许多不良后果。首先，由于歪头诱发颜面、头颅的发育不对称，使一侧面部丰满，另一侧面部瘦小，通常头倾斜位侧的面部萎缩或变小。其次，对颈部骨骼产生影响，会造成颈椎、脊柱侧弯等畸形。如果孩子患的是眼性斜颈，一经确诊就可以进行手术治疗，越早发现症状，越早进行手术，治愈率越高，应避免延误最佳治疗时机。如不及时诊断、治疗，可能会造成孩子终身容貌上的缺陷，甚至会影响到孩子的立体视觉。

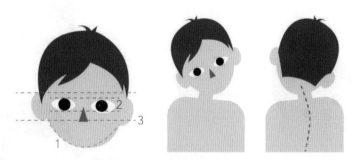

斜颈不仅会造成面部结构的不对称（左：1.脸部；2.眼部；3.耳朵），

而且会影响骨骼对称性（中：正面照；右：背面照）

间歇性外斜视必须要手术吗

小睿10岁了，出现了一只眼睛的近视，因为不到100度，暂时未戴眼镜。最近家长发现小睿在注意力不集中或生病时，一只眼睛会向外飘，提醒小睿后眼睛又会恢复正位。家长在网上查询后了解到，外斜视需要手术，因此非常担心，带着孩子来到了医院。"医生，我家孩子愣神的时候一只眼睛总往外斜，怎么治疗呀？一定要手术吗？什么时机做手术最好？"经过一系列检查后，医生发现小睿为间歇性外斜视，融合控制能力尚可，暂时不需要手术，但是需要戴近视眼镜，并密切随访。

 小课堂 •

1. 什么是间歇性外斜视

外斜视就是双眼向前看时，一只眼注视前方，而另外一只眼偏向外侧。如果这种情况间歇性发生，在部分情况下双眼还可以保持正位，就称为间歇性外斜视。除了在疲劳、生病、注意力不集中时表现出外斜，间歇性外斜视的常见症状还有畏光，在阳光下喜欢闭上一只眼睛。

2. 间歇性外斜视有哪些危害

儿童视觉发育阶段，不仅双眼的视力在不断提高，大脑还要学会融合双眼图像，进而形成立体视觉，这就是双眼单视功能。外斜

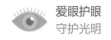
视患者在发病初期表现为注视远方的时候出现外斜，看近时仍可以维持正常眼位和双眼单视功能。但是随着病情进展，双眼就会发生抑制，如果不及时进行手术干预，则可继续发展成为恒定性外斜视而最终完全丧失双眼单视功能。因此，原则上如有潜在影响双眼单视功能或者已有双眼单视功能受损的间歇性外斜视患儿需要积极进行治疗，目的是尽量保留或恢复双眼单视功能，甚至恢复立体视功能。

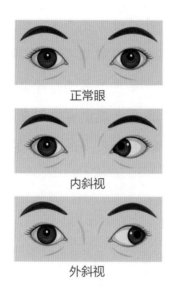

正常眼

内斜视

外斜视

正常眼、内斜视和外斜视的区别

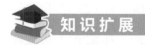
知识扩展

间歇性外斜视如何治疗？什么情况下需要手术

间歇性外斜视的患儿如果有近视或者弱视，需要先矫正近视和治疗弱视。患有间歇性外斜视但融合控制功能仍然较好的年幼儿童，可以暂不手术而进行随访。如果在一天中多数时间存在眼位偏斜、融合控制能力差，则需要手术治疗。

外斜视的融合控制能力是评估间歇性外斜视严重程度的一项重要指标。临床上有纽卡斯尔控制分数（Newcastle control scores，NCS）可通过记录斜视的频率、持续时间和单眼遮盖后的斜视度监控斜视的发展，为可靠评价斜视严重程度提供依据。

纽卡斯尔控制分数（Newcastle control scores，NCS）

分数	评价内容
	家庭控制
0	从来没有观察到斜视或者闭上一个眼睛
1	看远时观察到斜视或者闭上一个眼睛的时间小于 50%
2	看远时观察到斜视或者闭上一个眼睛的时间大于 50%
3	看远看近都可以观察到斜视或者闭上一个眼睛
	诊所控制（远距离）
0	斜视仅在遮盖后出现并恢复融像,不需要眨眼或重新注视
1	遮盖试验后通过眨眼或者重新注视恢复正位
2	斜视自发出现或者任何形式的打破融像后出现,并且不能恢复正位
	诊所控制（近距离）
0	斜视仅在遮盖后出现并恢复融像,不需要眨眼或重新注视
1	遮盖试验后通过眨眼或者重新注视恢复正位
2	斜视自发出现或者任何形式的打破融像后出现,并且不能恢复正位

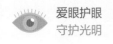
 误区解读

所有的间歇性外斜视都要手术

这一观点是错误的。并不是所有间歇性外斜视都需要手术。首先要矫正近视等屈光不正和弱视，而后根据患者的融合控制能力及视力和年龄决定是否需要手术。

阅读障碍的常见原因有哪些

上小学四年级的丁丁身体健康、乖巧懂事，但就是在学习上让爸爸妈妈操碎了心。他从小就不爱看书、抓不住句子意思、经常搞混相近字、写字串行、考试容易漏题，学习成绩也总是年级倒数几名。"这个孩子可能就是笨吧！""丁丁不是学习的料！"爸爸妈妈一直这么认为，直到有一天他们偶然听到了一个关于"阅读障碍"的小讲座，自己孩子会不会也有这方面的问题呢？通过专业的检查，医生发现丁丁患有阅读障碍相关视觉问题，孩子学习上的很多问题都是它引起的。通过专业的视觉训练后，孩子学习能力明显改善了。

 小课堂 ● ● ● ● ● ● ● ● ● ● ● ● ● ●

1. 什么是阅读障碍

阅读障碍，是一种常见的学习障碍，主要指由于各种原因导致患者对阅读材料的识别、诵读、理解等方面存在一定的困难，以

"难以精确或流利地认字、不准确的理解以及不良的拼写能力"为主要特征。阅读障碍分为发展性阅读障碍和后天获得性阅读障碍两大类，其中后天获得性阅读障碍通常见于有后天脑损伤或脑部疾病的患者。发展性阅读障碍患者并没有脑部损伤，智力、生活环境和教育条件等同一般人并无差别，但阅读能力和写作能力却与常人有较大差距。语言、听力及视觉缺陷均可导致发展性阅读障碍，其中由视觉问题引起的阅读障碍占比 20% ~ 30%。

2. 视觉和阅读障碍有什么关系

人类获得的外界信息有 80% 以上来源于视觉，因此视觉在阅读中的重要作用不言而喻。当人们看东西时，物体的影像经过眼睛的屈光系统后落于视网膜上，视网膜上的神经细胞受到光刺激后，将光信号转变成生物电信号，通过神经系统传至大脑。这些信号在大脑中恢复成图形，再根据人的经验、记忆、分析、判断、识别等极为复杂的过程而形成视觉，在大脑中形成物体的形状、颜色等概念。我们常说的视力仅为视觉内容之一，视觉还包括色觉、周边视觉、立体视觉、视远/视近的聚焦及持久聚焦能力、眼球运动控制能力、双眼协同能力、距离/空间/方向等视觉感知能力、手眼协调等视觉运动能力及视觉记忆等视觉整合能力。以上视觉问题都会成为儿童完成阅读任务的"绊脚石"，进而导致阅读吃力、不愿阅读的情况发生。

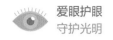

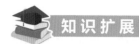 知识扩展

1. 阅读障碍的表现

阅读障碍的儿童认字和记字困难，经常写错别字、颠倒字的偏旁部首、搞混形近字及音近字，学习字母或拼音困难；常常不理解所读文章的意思，需要去猜字词、文章的含义；朗读时常出现串行、漏字、加字、念错字、替换字、朗读速度慢等现象，有时必须用手指协助逐字阅读；具有多动、注意力不能集中、辨析距离方向困难、手脚笨拙、记忆力差、完成读写作业容易疲劳及不爱学习等现象。

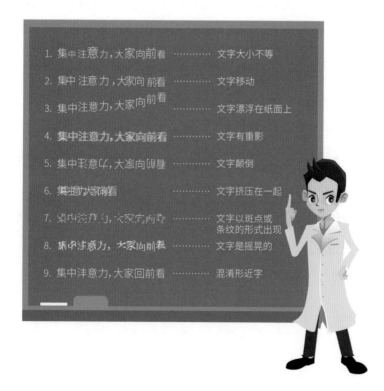

阅读障碍患者眼中的文字

2. 阅读障碍相关视觉问题的发现与治疗

怀疑有视觉相关阅读障碍的儿童需到专业的眼科或视光机构就诊，医生主要检查三个方面：一为眼睛各结构是否发育正常；二为眼睛的成像系统是否能够正常聚焦，有无近视、远视或散光等；三为眼睛的各项视觉技能是否发育完备，包括调节、聚散、立体视功能、对比敏感度、色觉、视野、眼动、视觉感知、视觉整合等多项与阅读相关的能力。一旦发现问题，早期进行相应的视觉训练，让孩子具备胜任阅读、书写等学习任务所需的必备视觉技能。

误区解读

视力 1.0，眼睛肯定不会有问题

1.0 的视力，并不能说明眼睛完全没有问题！视力只是判断视觉是否健康的指标之一，但不是唯一的衡量标准。良好的视觉功能应包括视力、双眼视功能、对比敏感度、色觉、视野、视觉感知、视觉整合等。有时候尽管视力可以达到 1.0，但可能有其他方面视觉的缺陷，这样的眼睛仍然是不健康的。很多视觉相关阅读障碍的患者双眼视力均可达到 1.0，家长认为孩子的眼睛没有问题，殊不知孩子存在其他视觉异常，延误了治疗，最终导致孩子出现学习障碍。

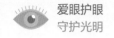

什么是低视力

　　形形今年6岁，上一年级，自出生后视力就不好。3岁的时候，父母偶然发现形形双眼发白，到医院进行检查发现其双眼患有先天性白内障。医生及时进行了白内障摘除术并植入了人工晶状体，术后配戴框架眼镜并配合弱视训练治疗。治疗后，形形近些年双眼戴眼镜也只能维持右眼0.1、左眼0.15的视力，对平时生活和学习有很大影响。于是，形形的爸爸妈妈带他来眼科医院看看有什么提高视力的方法。医生检查后告诉形形的爸爸妈妈，形形的情况是由先天性白内障造成的，手术时间较晚，即使经过手术、配镜、训练等治疗，视力仍然比较差，属于低视力的范畴。从医学上讲，什么是低视力？如果出现了低视力的情况，又该如何进行康复？

 小课堂 ● ● ● ● ● ● ● ● ● ● ● ● ● ● ● ●

1. 什么是低视力

　　医学上讲，低视力是指经过框架眼镜或隐形眼镜等屈光矫正、药物或手术等各种治疗后视力仍然不能改善的一种视觉损伤。双眼中的好眼矫正视力低于0.3并且高于或等于0.05属于低视力，矫正视力低于0.05或视野范围小于10°则称为盲。

　　判断一个人是否为低视力，首先要参考双眼中较好眼的矫正视力。比如一个人一只眼视力正常，另一只眼视力非常差，则不能判定为低视力。另外，低视力的视觉损伤不能通过手术、药物或眼镜矫正等方式进一步改善，好眼的矫正视力仍低于 0.3 的，才能判定为低视力。比如一个人有 800 度近视，不戴眼镜的双眼视力为 0.1，戴上眼镜可以达到正常视力 1.0，就不能判定为低视力。

低视力的人视力比较差，严重影响他们的日常生活。但低视力却不同于盲人，不是看不见而是看不清，仍有一部分残余的视力，大部分低视力人群借助助视器和视觉康复训练也能够像正常人一样参与各种日常活动。

2. 低视力有哪些原因和表现

先天和后天性的各种眼病都有可能引起低视力。年龄相关性黄斑变性、青光眼、糖尿病视网膜病变、角膜混浊、眼外伤、病理性近视等眼病是导致低视力的常见原因。

低视力患者根据不同的病因会有不同的表现，大多数患者会表现为视物模糊，整个视野处于一种模糊的状态。看远时不能分辨物体的细节、不能看清人脸；低视力儿童上课不能看清黑板上的字体；看近时不能看清书本上的字体，影响阅读；行走、做饭等日常生活也会受到很大的影响。有些患者还表现为视野范围的缩小，如青光眼患者，当视野范围缩小到一定程度，行走时因不能发现周围的障碍物而容易摔倒，走路需要很小心。视网膜色素变性的患者还会有夜盲的表现。年龄相关性黄斑变性的患者会表现为中心视力的下降，看东西变形。

另外，很多低视力患者因为视力残疾而失去工作或不能上学，这对患者的心理也会造成极大的影响，同时也给家庭和社会造成沉重负担。

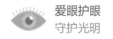
 知识扩展

低视力有什么康复的方法吗

低视力患者的视力损伤是由眼部疾病造成的，不能通过眼镜矫正、手术、药物治疗等方法来改善，但可以借助助视器等康复手段，通过放大物体、改善环境等方式提高患者生活和工作的技能，帮助他们恢复正常的生活和学习，以更好地融入社会。

常用的助视器有光学助视器、非光学助视器和电子助视器。光学助视器是应用光学的设备，通过对物体的放大作用来帮助低视力患者看远或看近。看远时可以使用望远镜来进行看电视、上课时看

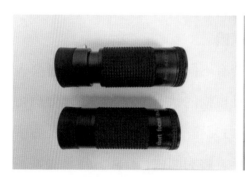

看远用单筒望远镜

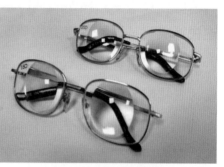

看近用眼镜式助视器

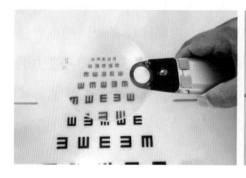

手持放大镜

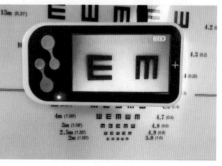

电子助视器

黑板等日常活动，看近可以使用眼镜式助视器、手持放大镜、近用望远镜、电子助视器来看书阅读、看物体标签等。

非光学助视器通过改善周围环境状况，如改善照明、增加对比度、放大物体等方法来帮助低视力患者进行日常的活动。比如：学生使用大号字体的课本、选用不同颜色对比的文字、使用阅读裂口器等，这些措施能帮助低视力患者进行阅读。像一些读屏软件、听书机、手杖等利用非视觉功能如听觉的器具，也可以提高低视力患者进行日常活动的技能。

答案：1. D；2. C；3. ×

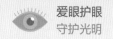

健康知识小擂台

单选题：

1. 黄斑什么时候发育成熟（　　）

    A. 胚胎时期

    B. 出生 1 个月左右

    C. 出生 2 个月左右

    D. 出生 4 个月左右

2. 阅读障碍相关视觉问题可以通过（　　）治疗

    A. 手术   B. 观察

    C. 视觉训练   D. 吃药

判断题：

3. 某近视者，裸眼视力双眼 0.2，配戴眼镜后视力可达 0.8，为低视力。（　　）

眼球发育与视觉
功能异常自测题

（答案见上页）

儿童青少年
近视防控

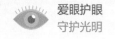
为什么我家孩子会近视

小熙读小学三年级，最近觉得黑板有点看不清。家长带去医院验光后发现，小熙已经近视了，双眼近视度数分别是125度和150度。家长百思不得其解：家长双方虽是中低度近视，但都是到中学才发生的，万万没想到小熙这么早就近视了。何况，小熙平时用眼还是挺注意的——每日户外运动1小时，读写距离和姿势家长也是实时提醒。这个突如其来的打击让家长觉得沮丧且困惑。

 小课堂 ● ● ● ● ● ● ● ● ● ● ● ● ●

近视是先天问题还是后天问题

数据表明，和没有近视家长的孩子相比，家长单方或双方为近视的孩子发生近视的概率分别高2.1倍和4.9倍，医学上称为"遗传易感性"。不仅是近视，很多疾病都有遗传倾向，比如肥胖、糖尿病、高血压、恶性肿瘤等。所以，小熙的家长双方均为中低度近视，小熙近视并不奇怪。

但为什么小熙比父母近视得更早呢？流行病学数据显示，近20年间，儿童青少年的近视发病愈发早龄化，提前了近3岁。也就是说，如果父母一辈在中学开始近视，子女一辈可能在小学就开始近视。目前我们不知道准确的原因，但推测近视是遗传加环境的双重作用结果，两者相互影响，最终导致发病。

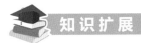 知识扩展

那块砸碎近视"玻璃"的"陨石"是什么

　　遗传易感性理论认为，如果把孩子的基因比作一块"玻璃"，那么父母的基因越好，孩子的"玻璃"就越厚，越不容易被砸碎（生病）。如果没有"陨石"落下砸中玻璃，玻璃的厚薄无所谓。但如果有"陨石"落下，"玻璃"一定是越厚越好。

　　导致近视发病的这块致命"陨石"是什么呢？最大的那块是户外活动的减少。在一项关于悉尼和新加坡华人儿童（基因背景相似）的近视患病率对比研究中，研究人员发现，在悉尼6岁华人儿童的近视患病率为3.23%，在新加坡则为29.14%，几乎有10倍之差。而这两个人群的最显著差别是，前者平均每周户外活动时间达到13.75小时，后者仅为3.05小时。在一项研究中，每天在户外多待40分钟的孩子，比对照组的孩子近视发病率低9%，证实了户外活动对近视发病的保护作用。

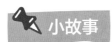 小故事　　**一不小心，动物也会变近视**

　　在大自然中，大部分动物是不近视的。但当一些动物被圈养的时候，就开始出现近视，比如马。通常认为，户外环境中保护眼睛不近视的因素有两点：阳光的照明与宽敞的环境/空间。一来控制眼球生长的一种重要神经递质叫作多巴胺，眼内多巴胺浓度和光照强度直接相关，多巴胺浓度越高越不容易近视。二来远处的物体在视网膜上成像时，不会产生刺激眼球近视度数增长的离焦状态（远

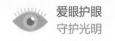

视性离焦），而户外宽敞的环境中多数物体位于远处，此时动物的眼球受到保护作用而不发生近视。一旦开始被圈养，局促且阴暗的饲养环境打破了原来眼球发育的平衡，倾向于导致近视。

如何鉴别真性近视与"假性近视"

　　上小学四年级的琪琪平时学习任务比较重，放学后还要参加书法、绘画辅导班，晚上还要完成作业和阅读，每天学习到晚上10点，基本没有放松的时间。最近爸爸妈妈发现琪琪老是揉眼睛，看远处时经常诉说看不清、眼睛累。"琪琪的眼睛这是怎么了？"爸爸妈妈比较疑惑，"1个月前刚带他去医院进行了详细的检查，测了眼轴和散瞳验光，医生说没有近视，还有100度的远视储备呢，不会这么快就近视了吧！"爸爸妈妈非常着急，心想琪琪眼睛不会是近视了吧，视力还能恢复吗？

小课堂

1. 什么是"假性近视"

　　眼睛的成像原理和照相机相似，当看远看近距离不同的时候需要变焦，我们眼睛里负责变焦的组织叫作睫状肌。当看远的时候睫状肌放松，看近的时候睫状肌收缩。而当眼睛长时间看近的时候，睫状肌持续收缩，看远时不能放松，会出现暂时性地看不清楚远方，这种现象称为"假性近视"，也称"调节性近视"。

　　"假性近视"是一种近视现象，但本质上不是近视，也不是一种屈光不正类型。主要是由于长时间近距离用眼导致的睫状肌调节痉挛而引起的暂时性屈光状态改变和近视状态，在看远时睫状肌调节不能放松，产生和近视同样的视物不清和视物模糊的症状。"假性近视"的孩子眼轴长度并没有发生改变，经过休息和治疗，睫状肌调节放松后，眼睛的屈光度数恢复到正视或轻度远视状态，视力也会恢复到正常。

2. 如何鉴别真性近视与"假性近视"

真性近视和所谓"假性近视"主要区别在于眼轴长度的变化。真性近视是由于眼轴长度的变长，导致了看远处的物体成像在视网膜之前，在视网膜上呈现模糊的物像。而"假性近视"的孩子眼轴长度并没有发生明显的改变。真性近视形成后，眼轴一旦变长，近视度数是不可下降或恢复的。

目前，临床上鉴别真性近视和"假性近视"最简单可靠的办法就是散瞳验光，也称为睫状肌麻痹验光。散瞳验光为一种常规的检查方法，医生在给孩子散瞳时通常会进行两次验光检查，对比散瞳前后的验光结果。如果散瞳前验光为近视，而应用散瞳药物后验光结果显示没有近视度数或轻度远视，那么可以说这是"假性近视"；如果散瞳前验光为近视，而散瞳后仍显示为近视，那就是真性近视。

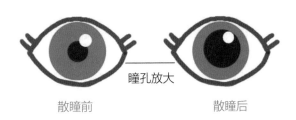

瞳孔放大

散瞳前　　　　　　　　　散瞳后

散瞳验光可以鉴别真性近视和"假性近视"

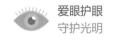

 知识扩展 ///

"假性近视"能恢复吗

　　"假性近视"只是眼睛调节功能上的异常，眼轴本身没有明显的变化，散瞳验光后仍是正视或轻度远视的屈光状态。在及时纠正不良用眼习惯，配合缓解眼肌疲劳的治疗方法（如调节功能训练、给予睫状肌麻痹药物、中医治疗等）后，看远视物模糊的症状是可以恢复的。在治疗过程中，要改变孩子的视觉环境，让孩子养成良好的用眼习惯并多参加阳光下的户外活动。

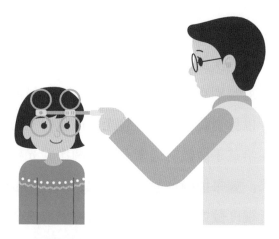

"假性近视"可以通过调节功能训练缓解

 误区解读

"假性近视"需要配戴近视眼镜

　　"假性近视"是无须配戴眼镜的。临床上诊断儿童青少年近视主要通过散瞳验光来确定。真性近视是由于眼轴的延长导致近视度数的变化，近视度数是无法恢复的，只能通过戴镜来矫正或提高视力。而"假性近视"是由于睫状肌痉挛，使正视眼或轻度远视眼表现出一过性的近视现象，这种情况下是不需要配戴眼镜的。

如何预防近视的发生

洋洋今年刚上小学一年级，对新生活充满期待。正式入学后学习逐渐步入正轨，但同时也发现课业压力变重，用眼强度变大。学校为了小朋友的眼健康，近期专门组织了视力筛查，发现班级里已经有不少小朋友出现视力下降，或者已经出现了一定程度的近视倾向，甚至还有少部分的同学已经戴上了眼镜。洋洋的眼睛很漂亮，不想戴眼镜，她也知道戴眼镜不方便，会影响运动。家长想减少洋洋近视的风险，想知道近视防控方法。

 小课堂 · · · · · · · · · · · · · · · · · ·

1. 为什么说户外活动"目"浴阳光很重要

白天户外阳光照明会刺激眼睛产生一种叫"多巴胺"的物质，这种神经递质可显著抑制近视的发生。光照强度和时长的增加，都可以更有效地刺激多巴胺分泌，延缓近视的发生。

因此，缺乏户外活动是近视发病的危险因素之一。研究已证实，对于相似年龄的低龄儿童，每天增加 2 小时的白天户外活动时间可以明显降低近视的患病率。此外，在户外时物体都相对离得更

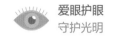
远，也会明显减少近距离用眼的需求。

因此，需要牢记每天保证累计 2 小时的户外活动，最好在阳光充足的时候进行，但需做好紫外线防护以防止晒伤。应当鼓励孩子在课间时间走出教室，劳逸结合才是最安全有效的近视防控措施。

2. 日常生活中如何从细节入手控制近视

目前大部分中小学生的课程时间都较长，户外活动难以充分保障，那是不是就不能有效预防近视了呢？并不是。近视的发生是由多种因素共同导致的，行为和环境都很重要，因此在日常生活中也需牢记以下几点：

（1）减少长时间近距离用眼，一般建议持续用眼时间不超过 30 ~ 40 分钟，阅读时注意适当间歇休息，有助于放松眼睛的睫状肌，调节紧张状态。

（2）书写阅读时保持合理的用眼距离，坚持"一尺一拳一寸"，即眼睛离书本一尺（约 33 厘米），胸口离桌沿一拳（约 10 厘米），握笔的手指离笔尖一寸（约 3 厘米）。

（3）控制视屏类电子产品的使用。中小学生使用非学习目的的电子产品单次不宜超过 15 分钟，每天累计不宜超过 1 小时。

（4）保障合理饮食和充足的睡眠。幼儿和小学生每天睡眠应不少于 10 个小时，初中生不少于 9 个小时，高中生不少于 8 个小时，同时做到食谱多样化、均衡饮食，保证良好的生长发育。

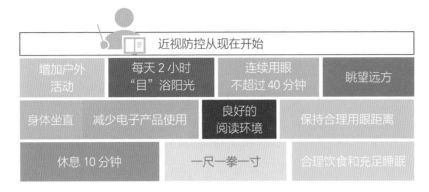

近视防控关键词——养成良好的用眼习惯

误区解读

1. 阴天户外活动没有效果

此说法错误。当环境光照度达到一定强度时，防控近视的效果会更加显著。晴天的光照可以轻松达到所需强度，但即便是多云或者阴天，相比室内光照仍然更强，户外活动仍然会有预防近视的效果。此外，在室外时也可以降低近距离用眼强度，放松眼部的睫状肌调节紧张状态。

2. 必须要户外"运动"2小时

此说法错误。户外2小时的重点在于户外与阳光，而非运动的类型。不一定需要去操场进行高强度运动，哪怕是在家附近散步、在阳台放松休息也可以实现。而且每天2小时是累计时长要求，因此上下学途中、课间等碎片时间都可以有效利用。

如何有效防控
近视

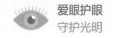

近视了为什么要配戴眼镜

　　天天今年9岁了，他8岁时被检查出有25度近视，今天复查裸眼视力为0.5，近视度数100度，还没配戴过眼镜，平时有眯眼、凑近看东西的情况。天天的母亲没有近视，父亲近视700度。天天自己非常想戴眼镜——因为个子比较高坐在后排，他平时上课看老师的板书小字非常吃力，眼睛很容易疲劳，甚至有时要借用隔壁桌同学的眼镜来看清。但是天天父亲不同意孩子戴眼镜，认为近视眼不能戴眼镜，度数会越戴越高，并且"现身说法"，认为自己这么高的度数就是"戴眼镜戴出来的"。这样的说法有依据吗？

小课堂　● ● ● ● ● ● ● ● ● ● ● ●

1. 近视为什么要配戴眼镜

　　首先，我们回顾一下近视的原因和表现。近视是由于眼球前后径变长，平行光线进入眼内后聚焦在视网膜之前，在视网膜上不能形成清晰像，表现为看远距离物体不清晰。所以天天看老师板书的小字出现看不清的情况。在刚开始近视的时候（如25度近视），看远处的视力可能还能到0.8左右，对日常生活影响不大。但随着近视度数逐渐加深，远视力逐渐下降，看远处的物体会越来越模糊。本案例中天天的近视度数达到100度，裸眼视力只有0.5，对日常生活、学习已产生明显影响。这时即使眯眼也不能看清，因为超出了视网膜的模糊辨识能力。针对上述情况，医生会建议配戴眼镜提高视力、减轻视疲劳。

2. 近视眼镜的作用是什么

近视眼镜是一片凹透镜，将成像聚焦到视网膜上，使成像清晰。一般近视度数 75 度或以上、裸眼视力 0.6 或更低，通常就建议戴眼镜矫正；75 度以内的近视，若裸眼视力较差，或者有视疲劳症状，也应戴镜矫正。近视和散光度数可以通过同一副眼镜同时矫正。

 知识扩展

1. 近视眼镜有哪些种类

近视眼镜分为框架镜和角膜接触镜两大类。

临床上，儿童青少年使用较多的框架镜包括普通单焦点框架镜和特殊多焦点框架镜。普通单焦点框架镜的目的是提高视力、缓解视疲劳，本身并没有延缓近视加深的作用，但也不会加速近视进展。某些特殊设计的多焦点框架镜可达到部分控制近视进展的作用。在本节案例中，天天经过了 1 年多的低浓度阿托品滴眼液治疗，近视进展仍然较为迅速，此时建议增加光学干预，也就是特殊多焦点框架镜来提高视力并同时延缓近视进展。

角膜接触镜目前使用较多的包括角膜塑形镜（OK 镜）与周边离焦设计的软镜，两者都有近视控制效果。与框架镜相比，角膜接触镜需要考虑的因素更多，并不是所有儿童都适合，使用前需要进行详细评估，包括角膜的形态、散光度数、眼表健康情况、患儿接

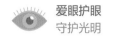

受程度、随访依从性等，最大程度地保障有效的近视控制效果、降低眼表并发症。

2. 什么时候需要更换镜片度数

近视儿童需定期复查屈光度，一般每 3 ~ 6 个月复查一次。若度数改变了 50 度及其以上，建议换镜片；若度数只改变了 25 度，但明显影响视力，也建议换镜片。此外，如果平时不注意镜片的维护或者同一副镜片配戴时间过长，镜片光学区出现磨损，需及时更换。

误区解读

戴眼镜会导致近视度数越来越深

本案例中，天天的父亲认为近视度数会因为戴眼镜越来越深，这显然没有科学依据。在其他章节中我们已经了解到，近视度数的加深主要与遗传因素和环境因素有关。天天的近视度数加深，一方面，考虑存在不良用眼习惯（环境因素）；另一方面，考虑父亲高度近视（遗传因素）。研究表明，只要通过正规验光、标准配镜流程定制的眼镜，不仅可提高视力、缓解视疲劳，而且不会促进近视度数加深。本案例中天天看远模糊伴有视疲劳症状，有时候甚至要去借同学的眼镜来帮助提高视力，这种不正确的做法反而可能会加速近视的进展、加重视疲劳症状。因此，应该听取医生的建议，积极配戴合适度数和种类的近视眼镜。

离焦框架镜片控制近视有效吗

小莫三年级就开始近视了，第一次检查结果是双眼100度，配上了普通眼镜。小莫第一次戴上眼镜，重新看清了远处的世界。今年小莫四年级了，渐渐觉得之前的眼镜戴着已经看不清了。家长带去医院一检查，发现她度数增长了100度，现在是200度近视了。

家长非常着急：如果按这个趋势增长下去，小莫岂不是很快就变成高度近视了？有什么简单有效的方法可以抑制近视度数的增长呢？这时医生推荐了离焦框架镜片。这是个怎样的镜片？和普通镜片有何区别？它有效且安全吗？

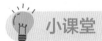 小课堂 ••••••••••••••••••••••••••••

1. 什么是离焦框架镜片，其控制近视的原理是什么

人类和动物的眼球发育受到外界离焦刺激的影响：当视野内大多数物体位于远处时，在视网膜上的成像是一种保护性离焦，眼球发育正常；当视野内大多数物体位于近处时，在视网膜上的成像是一种有害性离焦，导致眼球发育过快。这种离焦理论部分解释了为何户外活动减少会促进近视发生，而人为在光学镜片中嵌入保护性离焦可以延缓儿童青少年近视进展。

这种微结构离焦框架镜片在传统光学镜片的基础上，嵌入矩阵式的离焦微透镜，通过这些微透镜投射于视网膜的焦点是保护性离

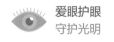
焦，有助于延缓眼球过快地发育，即延缓近视进展。镜片中央留出一个无微透镜区，最大程度避免对配戴者视觉的影响。

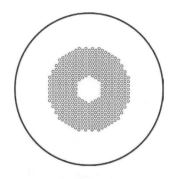

微结构离焦框架镜片示意图，其中以矩阵式排列的每个圆圈为独立的微透镜

2. 离焦框架镜片控制近视的有效性和安全性如何

离焦框架镜片的外观和配戴方法与普通框架镜片毫无差别，因此其安全性与普通框架镜片理论上是一样的。目前上市的离焦框架镜片多采用聚碳酸酯（PC）材料，这种材料与普通树脂镜片相比，具有重量轻、耐冲击、不易碎的优点，为儿童戴镜安全增加了一层保障。

多项临床研究显示，微结构离焦框架镜片可显著延缓近视儿童的近视进展与眼轴增长，其延缓作用均在 50% 以上。也就是说，如果某个儿童青少年配戴普通单光框架镜片一年，近视度数增长 100 度，那么他／她配戴微结构离焦框架镜片理论上一年增长不超过 50 度。小莫如果此时听从医生的建议开始配戴此类镜片，其成年后成为高度近视的概率就会显著降低。

 知识扩展 /////

1. 谁比较适合配戴离焦框架眼镜

首先一定是近视度数增长过快的儿童青少年。医学上把一年增长慢于 50 度的近视进展定义为稳定性近视，把快于 75 度的近视进展定义为进展性近视。在儿童青少年快速发育期，近视度数一年增长 50 度以内是生理性增长，只用每年更换框架眼镜即可，不需要额外干预。但进展性近视如果任其发展，很可能在成年后成为高度近视，其远期出现并发症概率也将大大增加。

离焦框架眼镜作为框架眼镜的一类，有其使用的局限性。例如，非常喜好运动或艺术表演的儿童青少年，日常配戴框架眼镜多有不便。为了同时满足"无约束"的用眼需求和延缓近视进展的需要，配戴夜戴的角膜塑形镜（OK 镜）或日戴的多焦软性隐形眼镜可能是更好的选择。

2. 验配离焦框架眼镜有何注意事项

离焦框架镜片的中央为看远用的光学区，保障配戴儿童的远处清晰视觉。只有选配的框架材质合适、大小适中，验配者测量瞳高、瞳距准确无误，离焦框架眼镜才能发挥既看得清、又能控制近视的作用。此外，配戴离焦框架镜片控制近视的效果与每日配戴的时间长短密切相关，配戴时间越长控制效果越好。因此，要和配戴者强调每日连续配戴的重要性。

误区解读

只要是离焦框架眼镜都有近视控制作用

目前的证据显示，只有微结构离焦框架眼镜才具备近视控制功能，一些号称"周边离焦""同心圆离焦"的镜片，由于其离焦特点难以在视网膜上形成均一、稳定、同质化的离焦形态，近视控制效果难以实现 50% 以上。在保障镜片材料与加工高品质的基础上，最好有一年以上的临床研究数据证实其控制近视的有效性。

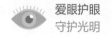
角膜塑形镜是什么

　　小安妮近期因为坐在教室后排看不清楚老师黑板上的板书，被爸爸妈妈带去医院眼科就诊了。根据检查结果，医生很遗憾地告诉安妮及她的家长，她是真的近视了，需要配戴眼镜矫正。安妮虽然年纪小，但她是非常优秀的舞蹈表演者，不仅需要每天课后练舞，有时还会参加大型表演，配戴框架眼镜十分不便。那么，除框架眼镜以外，还有什么方法能帮到小安妮呢？

小课堂　· · · · · · · · · · · · · · · · ·

1. 角膜塑形镜是什么

　　角膜塑形镜，又称"OK镜"，是一种利用高透氧材料制作的逆几何设计的特殊夜戴型角膜接触镜。"OK"不仅来自英文名称"orthokeratology"，在我们国人眼中更有着吉祥美好的寓意。所以角膜塑形镜早期引入国内时就用"OK镜"作为简称，并迅速传播开来。

2. 角膜塑形镜的原理是什么

　　通过配戴角膜塑形镜，我们眼睛前表面的角膜会发生微小形变，变成中央平坦、中周部陡峭的形状。于是角膜前表面由一个顺滑的圆弧型逐渐接近镜片后表面形态，产生了类似凹透镜（近视矫正镜片）的效果，从而暂时性地矫正一定度数的近视，并能起到提高日间裸眼视力及控制近视的双重作用。

3. 角膜塑形镜为什么有助于控制近视度数

在提到角膜塑形镜减缓近视发展的速度前，我们不得不提"周边离焦"这个重要概念。简而言之就是远视性（负）离焦在近视的发展中是个"坏因子"，它会加速近视发展；而近视性（正）离焦是个"好因子"，它会减缓近视发展。配戴普通框架眼镜时，对于广域的周边视网膜来说，产生的都是"坏因子"，所成的物像在视网膜后，使眼轴长度逐渐增长，从而导致近视度数逐渐增加。当配戴 OK 镜后，能有效减少"坏因子"的产生并朝着"好因子"的方向发展，近视的加深速度自然减缓了。

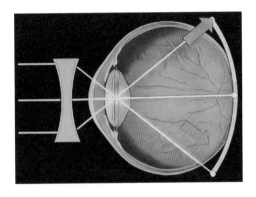

配戴传统框架眼镜矫正时的视网膜成像示意图

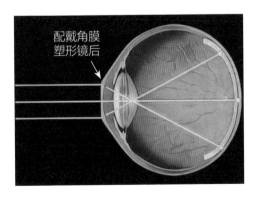

配戴角膜塑形镜后视网膜成像示意图

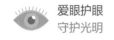

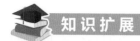 知识扩展

什么样的人适合配戴角膜塑形镜矫正近视

由于角膜塑形镜是戴入眼并直接与角膜接触的特殊接触镜，是否可以配戴与眼表及全身的健康程度、角膜的形状、镜片设计等息息相关，需要验配医生详细检查并评估。在国内，如果需要使用角膜塑形镜矫正近视，配戴者的年龄必须在 8 周岁以上，并且近视度数在 −6.00D（600 度）以下。所以，角膜塑形镜并不是人人可戴，需要严格地筛选。

 误区解读

1. **戴角膜塑形镜后近视度数就不增长了**

配戴角膜塑形镜仅仅是近视矫正方案中的一种。有大量文献报道，它的平均近视控制效果约为 50%。角膜塑形镜的控制效果受初始配戴者的年龄、基础近视度数、瞳孔大小、塑形后的治疗区大小等诸多因素影响，并不是配戴后近视度数就停止增长了。

2. **戴上角膜塑形镜视力提高了，因此不需要天天配戴**

角膜塑形镜对眼角膜的作用是暂时性的，就像手按海绵一样，按下去才能让海绵变形，手放开就恢复原样了。所以，角膜塑形镜需每晚配戴才能有效保证近视矫正效果，一段时间不戴（通常是 1 周～1 个月）角膜会恢复原始状态。

软镜也可以控制近视吗

　　小安妮近视了，需要配戴眼镜矫正近视度数。但她同时又是学校排球队的明星队员，每天下午都需进行高强度的排球训练，也曾经代表学校参加各大比赛，获荣誉无数。她的家长考虑到戴框架眼镜在激烈的球类运动中不方便，若不幸被球砸伤，眼镜损坏事小，引起眼部擦伤就不好了。经朋友推荐，家长希望通过 OK 镜来帮助安妮矫正近视。医生通过详尽的检查，很遗憾地告诉她及家长，她的眼睛条件并不适合通过配戴OK 镜来矫正视力。如果实在不愿意配戴框架眼镜，以她的眼睛条件可以选择双焦或多焦软镜进行近视治疗。这一下子，轮到安妮及她的家长迷茫了，他们从未了解过关于软镜的信息。那么，软镜也能控制近视吗？

 小课堂

1. 软镜也能控制近视吗

　　答案是肯定的。软性角膜接触镜（简称"软镜"）进入大众的视野比较早，也就是人们口中常提到的"隐形眼镜"。它诞生于二十世纪五六十年代，由于配戴舒适，使用的人群迅速增多，它的出现使接触镜进入了迅速普及和发展的新纪元。针对近视防控，依据"周边近视性离焦有助于减缓近视加深"的原理，市面上已有几款用于近视防控的软镜。这一系列镜片有很好的配戴舒适度，又在临

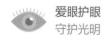
床试验中取得了较好的近视控制效果。特别是同心双焦软镜的近视控制效果比其他设计更优，也越来越受到近视人群，特别是近视加深较快的儿童青少年家长的关注。

2. 双焦及多焦软镜控制近视的原理是什么

在上文中，我们提到了角膜塑形镜减缓近视加深速度的原理是减少了眼球视网膜远视性离焦这个"坏因子"的产生，并增加视网膜周边近视性离焦这个"好因子"。双焦及多焦软镜的原理是类似的。科研人员在软性隐形眼镜上进行设计，使近视患者在看清晰的同时在镜片上植入"好因子"，使近视加深的速度得到减缓。由于设计的不同，产生"好因子"的量也有些许差异。下面将以其中的一款同心双焦点设计软镜为例，向大家阐明其中原理：它的设计包括两个近视矫正区及两个近视控制区（离焦区），两区相互交替。这样能让双眼在所有注视位置、不同光线下，都能通过同心环提供良好的视力和持续性的近视离焦治疗，从而提供清晰稳定的日常视力，并同时起到近视控制作用。

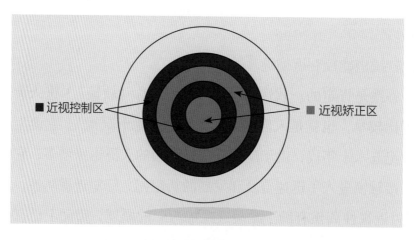

同心双焦点软镜示意图

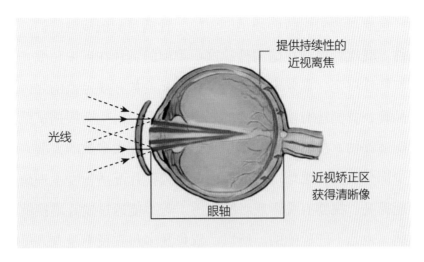

同心双焦点软镜原理示意图

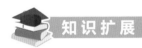 **知识扩展** ///////

双焦及多焦软镜需要每天配戴吗，需要配戴几个小时

　　双焦或多焦软镜是白天配戴的一种特殊隐形眼镜，与近视控制疗效相关的设计都在镜片上，戴在眼睛上才能起到近视矫正及防控作用，如果取下效果就会消失。所以，为了保持它的疗效，在无眼部感染及不适症状的前提下，尽可能做到每天配戴。既往已有文献报道，每周配戴日抛双焦软镜6天或以上时间，每天配戴时间超8小时，近视防控效果会大大提高。

 误区解读

人人都可以配戴双焦及多焦软镜

　　首先，无论是双焦还是多焦软镜，都是一款戴入眼内的特殊接

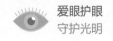

触镜。这要求我们眼睛必须是健康的，且满足配戴接触镜的一切先决条件。其次，目前在国内外，这一类型的镜片在近视和散光度数上都有特殊限定，需要患者的近视和散光度数在规定范围之内。有某些品牌在我国还有使用年龄的规定。最后，医生会根据试戴情况进行配适评估。虽然双焦及多焦软镜可以匹配大多数的人群，但也有极少部分人因为眼球形状的原因，导致镜片配适程度不理想、视力不能提高、视物有叠影或者眩光感。若不能通过镜片更换解决以上问题，也是不能验配的。所以，双焦及多焦软镜不是人人可以配戴，需要做详尽的检查才能判断。

近视能用药物控制吗

11 岁的江江是 2 年前发现近视的，当时双眼近视已达 200 度，为了防控近视度数增长过快，爸爸妈妈为江江选择了角膜塑形镜。早期配戴角膜塑形镜时，江江的近视及眼轴增长速度都控制得很好，但半年前就诊时发现眼轴增长速度明显增快。医生说江江现在正处于近视的高速发展期，单纯配戴角膜塑形镜不能达到预期控制效果，建议江江辅助药物治疗。那么药物能控制近视吗？

1. 常见的近视防控药物

近年来，关于近视防控的药物研究多集中在阿托品、哌仑西平、7- 甲基黄嘌呤等。其中以阿托品的研究最多、最深入，它也是目前应用最广泛的药物。高浓度（1%、0.5% 及 0.1%）阿托品滴眼液抑制近视度数及眼轴的增长作用明显，但容易引起严重的不良反应，如心跳加快、心律不齐、畏光、视近模糊等，因此不适合长期应用。而低浓度阿托品滴眼液（0.01%、0.02% 及 0.05%）不但对部分患者具有有效的近视控制作用，不良反应也相对较轻，儿童耐受性良好。其中 0.01% 阿托品滴眼液应用最为广泛，但其在具体应用中仍有一些问题值得观察和探讨。

2. 什么人适合应用低浓度阿托品滴眼液

不是所有近视儿童都适合或需要使用低浓度阿托品滴眼液。您需要带孩子到正规的眼科机构检查，医生要检查孩子的眼部健康情况，排除青光眼、眼底病等其他疾病，并评估孩子的全身状态，有脑外伤、心脏病及对阿托品类药物过敏者不适合应用阿托品滴眼液。排除禁忌证后，如果孩子年龄在 4 岁以上、近视度数达到或超过 –0.5D（50 度）可以考虑使用该药物，尤其适用于近视度数增长比较快，每年增长超过 0.5D（50 度），并伴有近视快速进展危险因素的儿童，如有高度近视家族史、近视发病年龄较早及近视初始度数较高的孩子。还有一点很重要，低浓度阿托品是一个长期应用的药物，需要患者依从性好，能及时、定期按照要求前往指定机构复诊，医生会根据孩子的检查情况决定是否继续用药、是否调整用药频次及能否停药等。

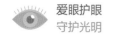

知识扩展

1. 药物不能替代近视眼镜

近视者需要在戴上眼镜后才能看清世界。在现有医学手段下，真性近视是不可逆的，并且随着孩子年龄增长，近视度数也会不同程度地加深。如果不想配戴眼镜，只能在成年且近视度数稳定后，才可以通过手术摘掉眼镜。很多眼镜，如角膜塑形镜、软性多焦角膜接触镜、离焦近视镜片不但能给孩子带来清晰视力，还有一定的近视控制作用。因此，药物不可替代眼镜的作用。如果戴镜后，孩子近视度数仍然增长快速，可以辅助药物治疗，目的是增加近视防控手段，尽可能延缓孩子近视的增长速度，减少发展成高度近视的可能。

2. 使用 0.01% 阿托品滴眼液的常见不良反应及处理

使用 0.01% 阿托品滴眼液后，大部分儿童无明显不适，部分儿童用药早期会出现瞳孔轻微散大、畏光及近视力下降，极少数儿童会出现药物刺激性反应或过敏反应。对于轻度不良反应，如早期畏光、近视力下降或者用药后刺激性反应，可暂予以观察。如耐受可不处理，不耐受可给予相应的对症处理，如畏光可使用遮阳帽、变色眼镜缓解，视近不清晰可通过配戴带有辅助看近功能的眼镜来缓解。如出现过敏反应应立即停药。

如何为孩子选择合适的照明灯具

　　吴老师来到小静家进行家访。小静在客厅的餐桌上写作业，客厅黄色的灯光很温暖，一个吸顶灯在小静的头顶上方。小静说，平时功课做久了就会觉得眼睛疲劳。小静妈妈说："小静的哥哥要毕业考试了，书房让给他复习。我已经换了高功率的灯泡，整个客厅都很亮堂了，写字肯定没问题。"吴老师走进书房，发现漆黑的书房里，小静的哥哥在"挑灯"夜读，书桌上一盏LED灯，照着铺满书本的书桌。哥哥低着头，凑近书本专注地奋笔疾书。吴老师摇了摇头："小静妈妈，两个孩子的阅读环境都不正确。台灯不能少，大灯也不能少。"

 小课堂

1. 什么样的阅读照明环境才合理

　　孩子学习的阅读照明环境布置应该遵循一个原则：背景照明结合局部照明。首先，书桌上需要有一盏合适的台灯，放置在孩子的左前方（对右手握笔来说）。灯光从左前方照射，可以避免因为右手握笔形成笔尖区域的阴影。同理，如果孩子是左手握笔，那就应该把台灯放置在右前方。目的是确保在书写范围内，尤其是落笔的区域获得充足的照明，没有阴影遮挡。小静在客厅中学习就是违背了这个要点：灯在头顶，会在书写区域形成阴影，容易引起视疲劳。

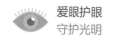

其次，房间的背景照明也很重要，单独依赖台灯照明，无法获得整个书桌区域的均匀照明。瞳孔在昏暗的房间内会通过散大获得更多光线，此时如将视线切换到局部高亮度的台灯照明区域，会因过高的亮度对比度导致视疲劳。因此，小静哥哥应该把房间大灯打开，配合左前方的台灯，这才是合理的阅读环境设置。

2. 如何选择合适的台灯

市面上的台灯林林总总，各品牌宣传眼花缭乱，家长们总觉得无从下手。其实正常上市的台灯已经过国家照明标准审核，在此基础上选择台灯需要遵循无可视频闪、照度均匀、亮度色温适中等基本原则，选择格栅样或磨砂灯罩可获得更大范围均匀照明。

 知识扩展

色温是光的温度吗

色温是用来表示光源色调的一个指标，单位是开尔文（K）。正午日光的色温一般在 6 000 开尔文左右。低色温（3 000 开尔文左右）的灯光柔和偏黄，暖色调适合卧室环境。高色温（6 000 开尔文左右）的灯光明亮偏蓝，冷色调有利于集中注意力，适合学习和工作环境。

 误区解读

电子产品自己发光，就不用灯光照明了

电子产品虽然自带光源，但过强的屏幕亮度与黑暗的环境之间会形成强烈的亮度对比度，将引起明显的视疲劳。孩子们尤其不能躲在被窝里偷偷看手机或平板电脑！

儿童青少年如何使用电子屏幕才正确

小明读小学一年级，从幼儿园起每天除用平板电脑学英语40分钟以外，还会每天用平板电脑或家长的手机躺着或趴着玩1小时的电子游戏。最近小明发现平板电脑还是看得清，但上课时老师在黑板写的一些小字看不清了。

💡 小课堂 ∘∘∘∘∘∘∘∘∘∘∘∘∘∘∘∘∘∘∘∘∘

随着全球经济发展与科技进步，尤其是近年来互联网与电子产业的繁荣，各类电子产品如智能手机、笔记本电脑、平板电脑、数字电视已走进千家万户。各类电子产品给我们的生产、生活、学习提供便利的同时，也增加了大众近距离使用电子屏幕的时间。儿童青少年在这样的大背景下也难以避免使用电子屏幕进行学习、娱乐和社交。然而，儿童青少年正处于生理、心理和屈光发育的关键期，不科学地使用电子屏幕可能对他们的身心和视觉健康造成负面影响。因此，有必要为他们提供正确的指导，帮助他们养成科学、安全使用电子屏幕的良好习惯。

1. 科学的使用距离与良好的姿势

过度近距离用眼是近视发生发展的重要原因之一。比起观看远距离的大屏幕，近距离使用电子屏幕更容易诱发近视。相比平板电

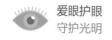
脑和台式电脑，长时间观看屏幕更小的手机或智能手表对近视的诱导作用更明显。所以，儿童青少年在使用电子屏幕时应尽量选择远距离观看的大屏幕，尽量避免长时间观看小屏幕的智能手表和智能手机。

　　如果使用平板电脑或台式电脑，使用距离尽量控制在 50 厘米以上，且在使用时保持良好的姿势，避免趴着、躺着、侧身、歪头。有研究发现，在端正的坐姿下，视角约为 20°、屏幕在眼位水平下方（观看高度）约 20 厘米、屏幕距离眼睛（观看距离）约 50 厘米时，视疲劳程度最轻。不良的使用距离和姿势可能引起屈光参差、脊柱侧弯、"短信脖颈"综合征等疾病，影响身体健康发育。

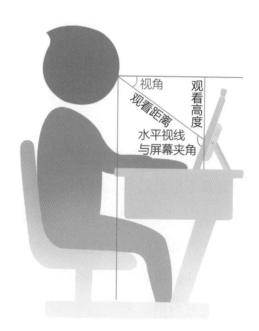

使用电子屏幕的推荐姿势与推荐距离

2. 合理的使用时间

有研究指出，电子屏幕的使用时间与近视发生及进展风险成正比。尤其在户外活动相对较少的前提下，使用手机屏幕每 20 分钟即休息者，近视程度较低。儿童青少年平均使用平板电脑 15 分钟后，疲劳评价指标——"瞬目频率"会显著上升。《综合防控儿童青少年近视实施方案》要求学龄前儿童，非学习目的电子屏幕使用单次不超 15 分钟，每天累计不宜超过 1 小时。学龄期儿童青少年使用电子产品，每学习 30 ~ 40 分钟需要休息远眺放松 10 分钟。

美国儿科学会要求 0 ~ 18 个月婴幼儿除了必要的与至亲视频通话以外，禁止使用任何电子屏幕。18 个月 ~ 2 岁婴幼儿禁止独自使用电子屏幕。2 ~ 5 岁儿童每天各类电子屏幕使用总时长应少于 1 小时。最新研究显示，5 分钟或更长时间的休息和远眺对缓解视疲劳有效。在睡前 1 小时及进餐时不建议使用任何电子屏幕。

3. 合适的光环境

不良的光环境也是近视、视疲劳发生与发展的重要影响因素。儿童青少年在使用电子屏幕学习时往往会同时使用书本进行读写作业，故使用环境的照度不应低于 300 勒克斯，并应尽量达到 500 勒克斯；夜间环境光色温不宜高于 4 000 开尔文。电子屏幕是自发光媒介，在昏暗的环境照明下使用电子屏幕会因空间亮度分布极端不均匀而产生眩光，导致视疲劳。夜间使用色温过高的环境光及电子屏幕显示内容所呈现的高色温光，均可对儿童青少年褪黑素分泌节律产生影响，继而影响其睡眠周期，不仅不利于生长发育，也会影响儿童青少年的学习专注力。因此，儿童青少年在使用电子屏幕时应关注周围环境的照度，在阴雨天或夜间除了开启顶灯外，还需要

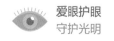
同时开启台灯，提供足够的照度。此外，应该尽量避免灯具等光源正对双眼或屏幕，以防产生眩光。给屏幕贴防眩光膜或选用类纸显示的屏幕可显著减少眩光。

4. 家长的监护和指导

儿童青少年应在家长的监护下使用各类电子产品。应该尽量避免浏览低质量的内容及非学习目的使用。家长及监护人除监督儿童青少年观看的内容以外，还应该监督其每日屏幕用眼时长、距离、姿势等。促进儿童青少年形成科学健康的电子屏幕使用习惯。家长在根据儿童青少年的年龄、屈光状态严格限制其电子屏幕使用时间的同时，也应该以身作则，树立榜样，合理使用电子屏幕。鼓励儿童青少年在课业之余放下各类电子设备，停止近距离用眼，与孩子一起多参与健康向上的社交活动和各类户外体育运动，减少肥胖的发生，促进身心健康发育，共同营造一个健康的家庭环境。

 知识扩展

视近者易近视

当人长时间处于观察近处物体，尤其是关注近处物体的细节时，眼球会接收到"视近"信号。为了看清近处物体的细节，让眼球更适应看近物的状态，眼球前后径就会逐渐变长，但眼球变长后就只能看得清近处的物体，看远处的物体就会处于失焦的模糊状态，这就是轴性近视，也称"真性近视"，一旦发生无法逆转。因此，避免长时间近距离高强度用眼也是近视防控的一个要点。

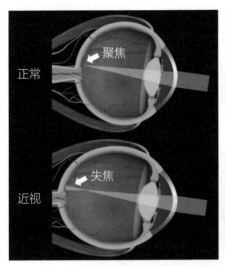
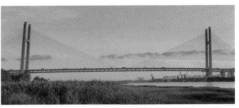

正常视觉

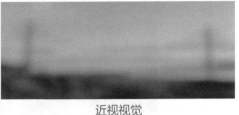

近视视觉

正常眼与近视眼的聚焦与对应视觉状态示意图

叶黄素能预防近视吗

　　文文的父母都是高度近视，深知戴眼镜的不便，他们担心文文也发展成高度近视，因此从孩子出生就特别关注其视力。近期，6 岁的文文在检查中发现双眼即将近视了，父母听其他家长说叶黄素能预防近视，但他们有疑惑：叶黄素真的可以预防近视吗？

 小课堂

1. 叶黄素是什么

　　叶黄素又称"植物黄体素"，是一种含氧的类胡萝卜素，广泛存在于万寿菊、香蕉、猕猴桃和玉米等天然植物当中。叶黄素是护

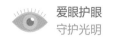
眼法宝，是能够为眼睛提供营养的一大要素。人眼视网膜的黄斑部以及晶状体中就含有叶黄素，尤其以视网膜黄斑部的含量最高。叶黄素在人体内无法自动合成，它会在眼睛周围各组织中随时间慢慢消耗掉，所以我们需要不断地从食物中摄入补充。

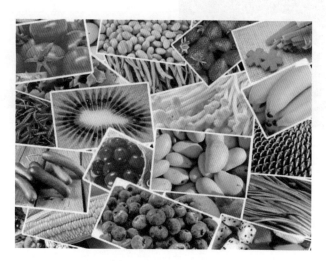

富含叶黄素的天然植物示例

2. 叶黄素对眼睛有何功效

（1）保护视网膜、维持视觉清晰：叶黄素是很好的抗氧化剂，能避免视网膜在吸收光线的时候受到氧化伤害；并可保护眼睛的微血管，维持良好的血液循环。

（2）增进视力：叶黄素是高效率的抗氧化剂，可帮助滤掉蓝光，降低色差，使视力更精准。

（3）延缓白内障的发生：叶黄素是唯一存在于晶状体的类胡萝卜素，可以增强晶状体的抗氧化能力，抵抗阳光与自由基的伤害，延缓白内障的发生。

（4）降低黄斑部退化、病变：黄斑区的叶黄素就像打印机的墨一样，缺乏会引起打印的图片不清晰，眼睛也就看不清楚。黄斑部病变是造成老年人失明的主要原因，经研究证明，叶黄素可以帮助年龄相关性黄斑变性病患改善视力。

3. 叶黄素真的能预防近视吗

叶黄素存在于晶状体和眼底黄斑部，它的缺乏也会引起视疲劳和相应的晶状体及眼底病变，因此青少年可以适当服用叶黄素。但目前并没有相关文献明确指出叶黄素能预防近视发生或延缓近视进展。

 知识扩展

老年人可以口服叶黄素吗

可以。太阳光具有强氧化性，眼睛若长期受到强光直射会生成大量的氧自由基，使黄斑区和视网膜退化，视力减退。叶黄素可以增强晶状体的抗氧化能力，抵抗阳光与自由基的伤害，延缓白内障的发生，可以帮助老年退化性黄斑病变患者改善视力，所以老年人可以补充叶黄素。

 误区解读

青少年补充叶黄素一定要口服药物

不需要。一般情况下，在饮食中可以获得足量的叶黄素，如：多食用深色蔬菜，包括玉米、胡萝卜、豆制品、紫甘蓝、彩椒等蔬

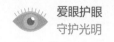
菜。需要药补时必须遵循医嘱，不要过量服用。长期过量服用，会使肝肾负担增加，影响肝脏或肾脏的代谢功能。另外，叶黄素中含有类胡萝卜素，摄入过多会导致皮肤呈现黄色。

近视基因检测有意义吗

瑄瑄 5 岁体检时发现视力下降，到医院散瞳验光后提示真性近视，早早就架上了小眼镜。瑄瑄戴镜后度数增长较快，平均一年增长 100 度。得知近视后，家长严格控制瑄瑄使用电子产品的时间，但不知为什么度数还是涨得很快。根据医生的建议，瑄瑄做了高度近视基因检测，结果显示瑄瑄患高度近视的风险等级为高风险型。针对检出的问题基因位点，家长接受了医生为瑄瑄制订的个性化近视防控方案，选择控制有效率更高的镜片，并同时辅助药物治疗，还有针对性地调整了瑄瑄的生活和用眼习惯，瑄瑄的近视增长速度得以控制。

小课堂

1. 近视会遗传吗

近视具有遗传倾向，特别是高度近视（即 600 度以上）。如果父母或家族成员有高度近视，那么孩子患近视的概率明显增高。中低度近视（即 600 度以下）的形成是多因素的，除了遗传因素，外界环境及用眼习惯等因素也增加了孩子患中低度近视的概率。另外还有一种特殊情况，高度近视是某些遗传性综合征类疾病的其中一个表现，而这类疾病是会遗传给下一代的，如马方综合征等。

2. 近视基因检测的意义

我们可以把近视基因检测分为"致病基因"及"易感基因"检测，两者检测意义不太相同。因基因突变而导致高度近视发生的基因被称为高度近视的"致病基因"，这种基因不仅会遗传，还会直接导致孩子高度近视的发生，甚至引起全身其他器官的病变，因此称为"致病基因"。携带这种基因的孩子，表现出的高度近视只是眼部或全身综合征的"冰山一角"，致病基因的检出可以帮助我们明确诊断、判断预后及做未来的生育指导。

对于不同的个体，基因存在一定的差异。生活中我们发现有些孩子就算过度用眼也不会近视，而有些孩子即使很注意用眼卫生，也仍然罹患近视，这可能是因为他们身体中天生就携带着与近视相关的保护或风险基因。通过检查发现孩子基因有没有近视方面的"风险"，可以在健康或者近视前期查出隐藏的"近视基因地雷"，告诉你孩子未来可能发生高度近视的风险和眼球组织的"缺陷"，根据"易感基因"检测做出的个性化近视防控措施是一个"排雷"的过程，目的是做到对近视的早知道、早预防，让近视不发生、少发生、晚发生或缓进展。

知识扩展

1. 什么样的人适合做近视"致病基因"检测

（1）父母或直系亲属有高度近视病史，伴/不伴全身器官组织发育不良。

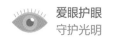

（2）6岁前双眼近视已经超过 -6.0D（600度），近视出现很早并快速增长。

（3）近视伴有严重的近视相关眼底病理性改变的患者。

（4）常规治疗手段不能有效控制近视度数增长的患者。

2. **什么样的人适合做近视"易感基因"检测**

处于眼睛发育阶段的孩子都可以进行该检测，尤其是以下高风险人群。

（1）有高度近视家族史人群：家族中有高度近视患者的，或者父母都是高度近视患者，其子女为罹患高度近视的易感人群，患病风险高于普通人群。

（2）近距离用眼多的人群：近距离用眼，如每天阅读、写作、使用电子产品超过 6 小时等。

（3）照明条件、用眼习惯不当的人群：照明光线过强或过弱、缺乏或不愿进行户外活动、长时间高强度用眼是影响高度近视发生的重要因素。

（4）饮食不当的人群：吃得过精、偏食、挑食等易引发营养素（尤其是微量元素）的缺乏，可增加高度近视的发病率。

误区解读

父母都不近视，孩子不会近视

不一定。很多孩子以视力下降为主诉就诊，通过检查后发现近视，家长会发出这样的疑问：家里没有人近视，孩子怎么会近视呢？虽然近视具有一定的遗传倾向，但大多近视的发生是多因素导致的，外界环境及用眼习惯等因素也增加孩子患近视的风险，如孩子用眼的距离、用眼时间、用眼姿势、用眼光线强弱、饮食营养、受教育程度、户外运动时间等。因此尽管父母没有近视，孩子也需要注意用眼卫生，改善学习环境、饮食及睡眠等，从而延缓近视的发生发展。

答案：1. B；2. D；3. √

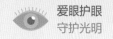
健康知识小擂台

单选题：

1. 下面哪位患儿最有可能配戴角膜塑形镜（　　）

　　A. 近视度数 50 度的 6 岁儿童

　　B. 近视度数 300 度的 12 岁健康青少年

　　C. 远视度数 300 度的 12 岁健康青少年

　　D. 近视度数 800 度的 15 岁健康青少年

2. 叶黄素在人体（　　）含量最高

　　A. 角膜　　　　　　　　B. 晶状体

　　C. 玻璃体　　　　　　　D. 视网膜黄斑部

判断题：

3. "假性近视"经过治疗后视力可以恢复。（　　）

儿童青少年近视
防控自测题

（答案见上页）

成人的屈光矫正与治疗

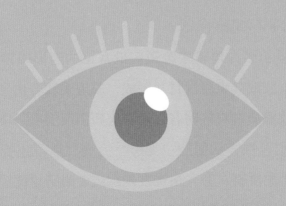

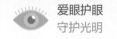

"美瞳"是什么隐形眼镜

　　在校大学生晓莉非常注重自己的形象,特别是在学校参加文艺社团工作时,经常需要上台演出。除了在穿着和妆容上进行修饰外,晓莉常常觉得自己戴着笨重的框架眼镜影响外观,普通的隐形眼镜又没有特点。晓莉在外出游玩时,发现街边小店有出售"美瞳",也就是彩色的隐形眼镜。镜片颜色非常多,除了常规的褐色、灰色外,还有紫色、粉色等绚丽的颜色。晓莉心动买了紫色镜片回到学校配戴,戴了一周后发现眼睛出现充血、疼痛,看东西也是朦朦胧胧的。到医院进行检查,医生发现晓莉出现明显的角膜上皮水肿。医生告诉晓莉,选择"美瞳"要慎重。

 小课堂 ● ● ● ● ● ● ● ● ● ● ● ● ●

1. 什么是隐形眼镜

　　隐形眼镜学名为角膜接触镜。最常见的隐形眼镜为软性接触镜,是由水凝胶或硅水凝胶材料制成,质地柔软,仿真眼部角膜前表面形态。软镜通过直接附着在角膜表面泪液层上,能与人眼达到较好的生物相容性,从而能"无形、美观"地矫正视力。在配戴时,除非近距离观察,旁人很难发现配戴者眼睛里的镜片,故称为"隐形眼镜"。符合条件的框架眼镜配戴者可通过配戴隐形眼镜达到日间摘除框架镜的同时看清晰的目的。除美观外,对于运动员、舞者等不方便配戴框架镜的特殊人群，隐形眼镜可作为矫正视力的首选方案。对于部分眼表损伤的个体，隐形眼镜还可以发挥其"绷带"的保护作用，覆盖在角膜表面，保护受伤眼表不受眼睑闭合的影响，促进伤口愈合。

2. 什么是"美瞳"

彩色隐形眼镜，俗称"彩片"。"美瞳"原是某公司最早注册的彩片商标，后来几乎成为彩片的代名词。彩片在提高配戴者视力的同时，也满足了爱美人士的需求。彩片是软镜的一种特殊类型，有各种样式、设计、更换周期和配戴方式，受到很多近视人群，特别是时尚达人的青睐。彩片之所以展现出各种不同的颜色和设计，来源于透明镜片中的染色夹层，其"三明治"结构兼顾了镜片的配戴美观性及安全性。但由于染色层的存在，会影响镜片的透氧性能，因此在选择镜片时，应尽量选择高透氧材料的彩片，保障眼表健康。

知识扩展

如何选择彩片

选择彩片不能单纯依据颜色、款式、喜好，首先需要考虑镜片的材料和配戴周期。镜片材料要具备良好的透氧性能、湿润性和生物相容性，材料耐用，理化性质稳定，具备防紫外线功能的材料为佳。常规水凝胶材质镜片已能满足眼部氧供需求，而更高透氧性的硅水凝胶材质镜片则可提供更高氧供，进一步降低长期配戴软镜的角膜新生血管发生率，但价格相对更高。对于自觉眼部干涩或曾经配戴角膜接触镜自觉眼干者，建议选择含水量较低的镜片或保湿型

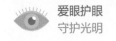

镜片设计，减少镜片水分蒸发、吸收泪液而加重干眼。

对于彩片，要求其所含色素不影响眼部健康，包括色素不直接接触眼表（眼睑、结膜和角膜）和透明光学区直径始终大于瞳孔直径。抛弃型接触镜是软镜的发展趋势。总的来说，镜片更换周期越短越健康，镜片上的沉淀对眼健康的影响越小，优先顺序为：日抛＞周抛＞2周抛＞月抛。

 误区解读

色彩鲜艳的彩片可以根据喜好随意购买

彩片属于原国家食品药品监督管理总局归类为要求管理最严格的三类医疗器械。目前国内的配戴者不需要处方就可以在网上、零售店自行购买彩片。由于购买渠道方便，导致配戴者将其视为普通的日用消费品。但是各机构场所的验配环境、服务流程、配戴人员护理意识参差不齐，加上彩片质量良莠不齐，与配戴彩片相关的眼表问题屡见不鲜。因此，建议到专业的验配机构进行严格的软镜配戴前检查，接受摘戴镜、护理指导，并定期复查眼部健康情况。

配戴隐形眼镜需要注意什么

晓莉近视800度，平时基本通过交替戴框架镜和隐形眼镜进行视力矫正。今年夏天，晓莉决定学游泳，可是到了泳池摘掉眼镜，什么都看不清楚。晓莉想到，可以戴着隐形眼镜然后戴上泳镜，这样就可以看清楚了。就这样游了几次，几天后，晓莉突然觉得眼睛红肿、畏光，戴着眼镜看东西也是模模糊糊的，立即到附近的眼科门诊就诊。医生诊断为角膜炎，但幸好程度并不严重。医生得知晓莉游泳时配戴隐形眼镜，指出这种方法是不可行的，游泳、洗澡等眼部接触水的场合必须摘掉隐形眼镜。

 小课堂 ● ● ● ● ● ● ● ● ● ● ● ● ● ● ● ●

1. **配戴隐形眼镜的注意事项有哪些**

配戴隐形眼镜需要注意以下几个方面。

（1）隐形眼镜的包装上都标注有镜片的使用时间及保质期说明，需要严格遵守镜片说明书上的使用时间以及配戴方式。为了眼睛的安全健康，禁止戴着隐形眼镜过夜。

（2）如果需要化妆，特别是眼部妆容时，牢记戴镜和化妆的顺序。化妆时，应先戴好隐形眼镜再化妆；卸妆时，应当先摘下隐形眼镜再卸妆。

（3）每天的配戴时间需参照产品使用说明书，超时配戴易产生眼部缺氧不适等并发症。

（4）禁止使用生活用水或饮用水护理隐形眼镜。自来水等生活用水及饮用水中可能含有致病微生物，易造成眼部感染。因此，必须使用隐形眼镜专用护理液进行镜片护理。

（5）游泳、洗澡或进行眼部易进水的活动时，需要提前将隐形眼镜摘下。游泳时可配戴有近视度数的泳镜帮助矫正视力。

（6）不延期使用镜片，在规定的建议周期内更换镜片。除日

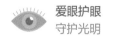
抛型隐形眼镜外，隐形眼镜由于日常清洗护理可能会出现磨损，同时泪液中的蛋白等成分也会沉积在镜片表面难以清洁。因此，超期使用隐形眼镜会造成安全隐患。

2. 隐形眼镜护理需要注意什么

摘戴隐形眼镜，首先需要注意个人的手部卫生。每次摘戴镜片前，都需要彻底清洁双手。不留长指甲，保持指甲平整，指甲长度不超过指腹。隐形眼镜护理液不能重复使用，每天都需要在镜盒中加入新鲜的护理液。镜盒等附属物品，需至少每 3 个月更换一次。

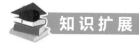
知识扩展

隐形眼镜包装上的文字和数字代表什么

隐形眼镜包装盒上包含很多信息。除了产品品牌标识外，镜盒上有提示镜片抛弃周期的文字，如"日抛""2 周抛"等，告知使用者镜片的最长使用时间。同时镜盒上对于镜片本身参数做了详细的说明，包括镜片的直径、基弧和度数。各品牌镜片的直径和基弧相对固定，而度数的选择则根据配戴者的实际屈光度（隐形眼镜和框架眼镜度数不一定一致，需医生处方）。镜片基弧需要和角膜曲率进行匹配。形象地说，镜片就像一件衣服穿在角膜上，基弧就相当于衣服的尺寸，需要和角膜进行匹配。过平或过陡的基弧选择都会导致镜片配适不良，影响配戴者的舒适度、视力及戴镜安全性。因此，隐形眼镜验配是极为专业的操作，需要到专业的医疗机构进行详细检查、评估、参数确定和复查。同时，需要接受验配医生的专业使用指导。

角膜屈光手术有哪些类型

　　李飞（化名）高考结束后和好朋友去游乐场玩儿了不少惊险刺激的游乐设施，像过山车、蹦极这样的一个都没落下。但李飞同学也有一个苦恼，自己从初中开始因为近视戴着眼镜，眼镜给他带来了清晰的世界，也给他带来了诸多不便。现在他已经成年了，考虑良久终于下定决心通过手术实现摘镜的愿望，但现在市面上诸多手术方式又让他开始犹疑。那么角膜屈光手术都有哪些类型呢？

 小课堂　·　·　·　·　·　·　·　·　·　·　·　·　·　·　·　·　·　·

角膜屈光手术都有哪些类型

　　角膜屈光手术是以手术的方法改变角膜前表面屈光状态，从而改变眼的整体屈光状态。

1.　激光角膜屈光手术

　　激光类型有准分子激光、飞秒激光。按切削层次分为表层切削术和板层（基质）切削术。

　　（1）准分子激光屈光性角膜切削术（photorefractive keratectomy, PRK）：乙醇法、机械法和激光法。

　　（2）准分子激光原位角膜磨镶术（laser in situ keratomileusis, LASIK）、前弹力层下激光原位角膜磨镶术（sub-bowman keratomileusis, SBK）、飞秒激光角膜基质透镜取出术（femtosecond

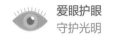
lenticule extraction，FLEx）、飞秒激光小切口角膜基质透镜取出术
（small incision lenticule extraction，SMILE）、飞秒激光辅助制瓣的
准分子激光原位角膜磨镶术（femtosecond laser in situ keratomileusis,
FS-LASIK）。

2. 非激光角膜屈光手术

如放射状角膜切开术、角膜表面镜片术、角膜基质环植入术、
散光性角膜切开术、角膜楔形切除术、传导性角膜成形术等。由于
此类手术的预测性、准确性较差，现已较少使用。

 误区解读

近视患者通过角膜屈光手术可以治愈近视

不准确。近视是无法治愈的，所有屈光手术都是为了满足患者
摘镜的愿望。角膜屈光手术是通过改变角膜的屈光状态达到矫正近
视及散光的目的，并不改变近视眼的眼内结构，包括其眼轴长度及
眼底的病理性改变。因此，任何手术都无法完全治愈近视。

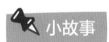 小故事　　"SMILE 手术"名称的由来

SMILE（small incision lenticule extraction）手术，即飞秒激光
小切口角膜基质透镜取出术，简称"全飞秒手术"。该手术不需要
制作掀开式的角膜瓣，根据患者眼睛的近视和散光度数，输入手术
参数，采用精准的飞秒激光在角膜基质层间进行连续两次扫描切
削，制作出一个"凸透镜"。然后通过一个大约 2 ~ 3 毫米的弧形

切口，把制作好的角膜透镜组织分离、完整取出。角膜上方的浅层弧形切口恰似一个"微笑"，而且这个手术的英文首字母缩写是SMILE，故又称为"SMILE 手术"。

角膜屈光手术前后有哪些注意事项

小飞大学三年级，立志应征入伍，报效祖国。在预检中发现近视300度，视力不达标。正当小飞沮丧之际，辅导员老师建议他去医院检查是否可以进行角膜屈光手术。因临近期末考试，且报名参加了1个月后学校组织的山区志愿服务活动，小飞希望提前了解激光手术前后的注意事项，以方便安排手术时间。

 小课堂 ····················

1. 角膜屈光手术前有哪些注意事项

（1）角膜屈光手术并非所有人都适合，需要去医院进行详细检查，只有度数、角膜情况及全身情况均符合才能进行手术。

（2）如果平时配戴隐形眼镜，术前检查需要停戴。软性角膜接触镜停戴1周以上，硬性透气性角膜接触镜（简称"RGP"）停戴1个月以上，角膜塑形镜（OK镜）需停戴3个月以上。

（3）检查时应向医生告知是否有全身疾病，如果有正在服用的药物也应告知医生，由医生判断是否适合手术。女性处于妊娠期及哺乳期不应进行手术。

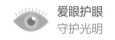
（4）术前按医嘱预防性使用抗生素滴眼液。注意眼部清洁，有眼部及面部感染者需要痊愈后才能手术。术前按医嘱进行模拟手术注视训练，以在手术中更好地配合医生。

（5）术前如有感冒、发热或其他身体不适，需告知医护人员，以合理安排手术。

（6）术前一天做好个人卫生（洗澡、洗头），不熬夜，保证充足睡眠。

（7）手术当天不要化妆，勿用香水，穿着宽松舒适的衣服。

2. 角膜屈光手术后注意事项

当天：

（1）术后早期出现眼酸、流泪、畏光、异物感为正常现象，多数症状在4～6小时内可缓解。如症状不能缓解或明显加重，需及时就医。

（2）手术当天不建议洗头，洗脸水不要触碰到眼睛。

（3）术后可闭眼休息3～4小时，中间可适当瞬目眨眼。尽量少看手机、电脑、书籍、报纸等。

（4）术后按医生的要求用药，术后当天或术后第一天需复查。

（5）勿进食刺激性食物、吸烟、饮酒。

第二天起：

（1）术后按照医生要求用药及复查，一般术后2～3天起可正常生活、学习和工作。

（2）术后早期出现轻微雾感、看近不适、夜间眩光、干眼、左右眼视力有轻微差别等症状属于正常现象，会随时间逐渐改善。

（3）按照医生的要求用药，若出现眼红、眼痛、视力下降或其他特殊情况等需及时就医。

（4）术后日常生活中不要揉眼，避免用外力按压眼球。若出现眼痒等不适，可用抗过敏眼药水或人工泪液来缓解，有特殊不适需及时就诊。

（5）术后1个月内不要游泳，避免脏水或其他挥发性刺激气体或液体进入眼内。注意用眼卫生，避免高强度用眼，适当休息。

 知 识 扩 展

角膜屈光术后视力下降是又近视了吗

角膜屈光术后早期会容易眼干，出现视力不稳定。表现为偶然出现视物模糊，短暂休息或眨眼后视力又变清晰。此时应注意不要长时间用眼，增加休息频次，适当主动眨眼，并可以用人工泪液缓解症状。一般术后1～3个月症状会自行缓解。

角膜屈光术后应注意定期复查。如果出现视力显著下降、验光时散光增加、休息后不能缓解，应及时就医，角膜地形图检查是否因为术后角膜扩张影响视力。手术年龄较小、近视度数较高及角膜形态欠佳的患者，术后出现角膜扩张风险相对较高。建议术后定期复查角膜地形图，争取做到早发现、早干预，减少对视力的远期影响。

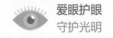
眼内镜与白内障手术的人工晶状体是一回事儿吗

25 岁的王女士打算做眼内镜（implantable collamer lens，ICL）植入手术矫正高度近视。在术前谈话中，王女士问道：自己在做了 ICL 植入术后，今后老了得白内障还要做白内障手术吗？医生告诉王女士，等以后老了得了白内障，需要进行 ICL 取出联合白内障超声乳化吸除 + 人工晶状体植入术。王女士非常疑惑，她认为自己眼内已经植入过人工晶状体，为什么要再一次植入人工晶状体呢？

 小课堂 • • • • • • • • • • • • • • • •

此晶状体非彼晶状体：眼内镜 ICL 与白内障手术人工晶状体的区别

（1）原理不同：ICL 手术的全称是"有晶状体眼后房型人工晶状体植入术"，其重点在于对有晶状体眼进行手术。白内障手术的全称是"白内障摘除 + 人工晶状体植入术"，其重点在于将自身混浊的晶状体摘除，植入一枚能代替原晶状体屈光度数的人工晶状体。

（2）植入位置不同：ICL 植入的位置为眼睛后房（虹膜后、晶状体前）。白内障人工晶状体植入位置通常是自身晶状体囊袋的位置（原晶状体位置）。

（3）晶状体材质：ICL 是由一种叫"Collamer"的高分子材料

制成。这种材料含有的胶原成分可以黏附纤维连接蛋白（纤维连接蛋白是天然房水内的一种成分）。植入眼内后，它的周围就会形成一层纤维连接蛋白，以防止镜片被眼睛识别为异物而发生排斥反应。白内障人工晶状体多用聚甲基丙烯酸甲酯（PMMA）为基础制成，它与人体组织有非常好的生物相容性，在眼内不发生排斥反应。

（4）晶状体来源：ICL 晶状体由国外某公司生产。目前多款国产眼内镜在临床试验阶段，国产眼内镜正在崛起。白内障手术的人工晶状体有国产、进口不同类型，种类繁多，选择也较多，患者可以根据自己的需求进行选择。

（5）适应证不同：白内障手术是将原本混浊的晶状体摘除，再放入一个新的人工晶状体。而 ICL 晶状体植入并不需要摘掉原本的晶状体，而是在虹膜与自身晶状体之间放置一个人工晶状体，就好像戴入一副隐形眼镜，可以在保留自身晶状体调节能力的前提下，矫正屈光不正。

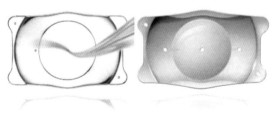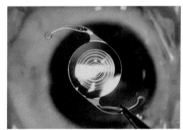

ICL（左）和人工晶状体（右）

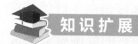

知识扩展

ICL 术后拱高与白内障的关系

拱高是 ICL 植入术后医生要重点观察的指标。具体来说，拱高是指 ICL 晶状体后表面与我们眼睛自然晶状体前表面之间的距离。

ICL 植入后就像在我们的眼睛里面搭建起一个小架子，而架子和地面需要保持一个适当的距离，架子太低太高都不好，所以手术的设计和术后的定期复查都非常重要。

误区解读

植入 ICL 晶状体需要定期更换

很多想通过 ICL 植入术矫正高度近视的患者经常会问：植入的眼内镜保质期多长？多少年更换一次？目前眼内镜产品的生物相容性非常好，都是永久的，除非有特殊情况，否则植入后不会因为时间原因或者保质期原因再行二次更换镜片的手术。

如何配合医生做好近视手术

爱美的小瑶苦于戴框架眼镜不好看，年满 18 岁后，终于通过了所有近视手术的术前检查。但是听别人说，做近视手术需要好几分钟不能动不能眨眼，否则手术就会失败。小瑶感到非常焦虑，担心自己不能很好地配合医生进行手术，不知道该做什么准备，于是在签署近视手术知情同意书时犯了难。在医生耐心地解释后，小瑶观看了院内循环播放的关于如何配合医生作好近视手术的宣传视频，这才放下焦虑，在良好的配合下顺利完成了手术。

 小课堂 ● ● ● ● ● ● ● ● ● ● ● ● ●

如何配合医生做好近视手术

（1）术前居家训练

只要在家里做好以下五点练习就可以了。记得，是躺在床上练习，模拟上手术台的感觉。

第一点：注视训练

一只手遮住自己的眼睛，另一只手放在自己没有被遮住的眼睛前，盯着手指。注意双眼同时睁开。保持半分钟后，换另一边重复上述动作。

第二点：不躲避训练

一只手遮住自己的眼睛，另一只手慢慢靠近自己没有被遮住的眼睛，保持没有遮住的眼睛始终盯着自己的指尖不动。做好这个训练，可以让我们在做手术时，医生做操作的时候眼睛不会明显转动。

第三点：强光训练

准备一只手电筒，眼睛盯着手电筒照射出来的光，保持不动即可。

第四点：双眼睁开训练

做手术时，另一只眼睛会被一块布遮住，但是被遮住的眼睛也

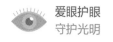

要保持自然睁开状态。

第五点：撑眼训练

用大拇指和食指，把上下眼皮拉开，可以试着轻轻地自然眨眼，切不可用力挤眼。

很好地完成上述练习，就可以放心地应对近视手术。术中会滴入局麻眼药水减轻角膜刺激感，因此您能比平时更容易睁眼注视，所以不用过于焦虑。

（2）术前其他准备

术前 1～3 天，每天 4 次点抗生素眼药水（早、中、晚、睡前）。

手术当日，不要化妆，禁用发胶、香水等挥发性物品，感冒、咳嗽、女性经期应提前告知，术前等待时可以聆听喜爱的舒缓音乐，缓解紧张情绪。

 知识扩展

两只眼睛度数不一样，可以通过近视手术改变吗

当两只眼睛度数差距超过 150 度，看东西时左右眼成像大小会有差距，对大脑来说会出现很难融合成一个像的情况。此时，你的大脑就会给出"视物疲劳"的信号，甚至会产生眩晕等症状。有这种情况的患者，使用框架眼镜常常不能将度数配足，否则会出现不适。最佳的处理方案有两个：戴隐形眼镜或做近视手术。通过这两种方法的矫正，物体投射在双眼视网膜的成像大小一致，避开了配戴框架眼镜矫正的缺点。

误区解读

一只眼睛近视，另一只眼睛弱视，不可以做近视手术

各类近视手术的原理都是在眼球前部对眼睛传导折射光线的通路进行改造，比如飞秒激光手术的原理是通过激光将折射光线的角膜打薄变平，从而矫正近视的屈光状态。手术本身并没有对眼后部的视网膜、视神经等识别光线、传导视觉信号的结构有任何的改变。

弱视是由于斜视、高度远视、屈光参差、先天性白内障等原因造成患眼的潜在视功能下降，即使戴上眼镜，患眼的矫正视力往往也不能达到1.0。在这种情况下，做完近视手术也无法将视力提高到正常视力，但并不意味着所有弱视眼不能行近视手术，只有重度弱视不建议做近视手术。

高度近视的危害有哪些

小美进入高二后因为学业紧张就再也没有去医院做过验光，前几天终于在炎炎夏日结束了高考，迫不及待地预约了眼科门诊，想要给自己换一副时尚美丽的眼镜。检查结果发现度数已经增长到超过600度了，医生提醒小美一定要特别注意保护眼睛，很多极限刺激运动就不要做了。小美很不能理解，为什么近视度数高活动这么受限制呢？

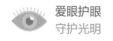
 小课堂 • • • • • • • • • • • • • •

1. 多少度算高度近视

临床上通常根据屈光度的高低，把近视分为轻度、中度及高度：轻度近视为 < −3.0D（300 度），中度近视为 −3.0D ~ −6.0D（300 ~ 600 度），高度近视为 > −6.0D（600 度）。高度近视又可以分为两类：一类是单纯性高度近视，这类近视虽然近视度数高，但成年以后可趋于稳定，矫正视力一般正常或接近正常，眼部损害不明显；另一类是病理性近视，这类近视成年后度数依旧会不断加深，还会出现一系列的眼部病变，导致不同程度的视觉损害，甚至致盲。

2. 高度近视，眼睛的结构会发生哪些变化

高度近视由于眼轴过度延长，最重要的并发症是眼底改变。

（1）豹纹状眼底：眼轴增长使得视网膜和脉络膜血管都变直、变细，同时视网膜色素上皮层营养障碍、浅层色素消失，脉络膜橘红色大血管更加暴露，眼底形似"豹纹"而得名。

（2）黄斑病变：黄斑是视网膜最敏感的区域，决定了我们清晰视物的能力。高度近视由于眼轴增长会引发黄斑正常的中心凹反光消失、黄斑区色素紊乱以及黄斑新生血管，其中黄斑新生血管会严重影响视力。

（3）漆裂纹样改变：顾名思义，像旧漆器上的裂纹，是眼轴过长导致玻璃膜出现网状或枝状裂隙，呈现出不规则的黄白色条纹。

（4）周边视网膜脉络膜病变：包括弥漫性脉络膜退行性病

灶、带状脉络膜退行性病灶以及视网膜格子样变性。由于分布区域在周边，早期不直接影响中心视力，不容易被发现。

3. 高度近视眼的危害有哪些

高度近视的危害性主要在于其并发症，随着屈光度的加深及年龄的增长而逐渐增多与加重。病理学基础是眼轴延长、血液循环障碍、营养不良及特异性组织变性等，主要包括以下几点。

（1）玻璃体病变：眼轴延长使得玻璃体腔增大，促使玻璃体变性，相继发生液化、混浊及后脱离等，会有眼前蚊蝇飞动现象，就是大众熟知的"飞蚊症"。

（2）白内障：高度近视易伴有眼内血液循环障碍及组织变性等异常，晶状体的透明性也因此会受到影响，主要表现为晶状体混浊，即白内障。

（3）青光眼：近视患者中，开角型青光眼患病率为正常人的6～8倍，正常眼压性青光眼及可疑青光眼的比例也明显高于其他人群。近视眼与青光眼相互影响，会导致恶性循环：眼压升高，促使眼轴延长；而由于眼轴延长，脉络膜视网膜更趋变薄，微循环及血供均进一步受到影响，从而视功能更易受到高眼压的损害。

（4）黄斑病变：包括黄斑出血、黄斑变性以及黄斑裂孔，黄斑出血是由于眼轴延长对脉络膜毛细血管过度牵引；黄斑变性多见于60岁以后；黄斑裂孔多见于女性及老年人。

（5）视网膜脱离：高度近视眼的视网膜脱离并发症发病率是其他人群的8～10倍。变性的玻璃体与视网膜粘连，在玻璃体长期不断牵引、外力作用下，变性的视网膜容易被拉出裂孔或撕裂，液化的玻璃体进入视网膜下腔导致视网膜脱离。早期会出现闪光

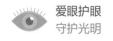
感，病程逐渐发展会发生视野缺损及中心视力下降。

（6）后巩膜葡萄肿：高度近视眼由于眼球自赤道部向后过度拉伸，后极部巩膜明显变薄，发生局限性扩张，在眼内压的作用下巩膜膨出，形成大小不等的后巩膜葡萄肿。

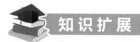 知识扩展

日常如何避免高度近视的眼底损害

如本案例中医生给小美的叮嘱，尽量避免极限运动、举重、外伤碰撞等事件。这些情况会使体位迅速变化、对眼球形成机械强力冲击，都会使得高度近视眼本就薄弱的结构组织进一步恶化，从而有可能导致严重的并发症并危及视力。其次，还要注意视力的变化和眼部早期任何其他异常现象，比如闪光感、飞蚊症、视野缺损、视力进行性或突然下降、眼部酸胀疼痛等，如果出现需要及时就医。

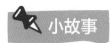 小故事　　肤色不一样，近视的概率也不一样

遗传是近视发生的重要原因之一。很多研究都证实，不同肤色的人近视发病率有较大差异，黄种人的发病率最高，白种人次之，黑种人最低。所以即便有着相同强度的近距离用眼，黄皮肤小朋友的近视概率也是高于黑皮肤小朋友的。

当近视遇上"老花"

刘老师是一位中学老师，今年 45 岁，一直戴 500 度左右的近视眼镜。近期越来越感到看书时间一长眼睛就会酸胀，需要休息一会儿才能继续看。看药物说明书尤其看不清楚，要把纸放到更远的地方才能勉强看到。摘掉近视眼镜后凑近看小字反倒看得清，但眼镜脱脱戴戴很麻烦，刘老师对此感到困扰。

 小课堂 ●●●●●●●●●●●●●●●●●●●●●●

1. 随着年龄的增长，我们的眼睛会发生哪些变化

一般 40 岁以上，我们的眼睛会发生一系列变化。常见的有眼睛容易发干，夜晚出现眩光，对颜色的分辨力逐渐下降。更多见的是看手机时会不知不觉把手机放远些，默默地把手机字号设置成更大一号，在光线稍微暗点的地方看不清药品说明书上的字……这些都是眼睛"老花"的表现。

2. "老花"眼是怎么回事

"老花"，医学上称为老视，或者年龄相关性调节不足。一般从 40~45 岁开始，人眼逐渐开始出现"老花"，这是每个人一生中必经的生理过程。"老花"最明显的表现是看近处困难。生活中常常表现为看手机的时候觉得眼睛容易疲劳，因为手机一般拿得比较近。另外，在看手机上一些小字时出现重影、看不清的情况，而拿到稍远处却可以看清，还有长时间近距离用眼之后产生眼睛酸胀

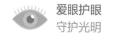
感，甚至出现眼痛伴头痛，都可能是"老花"的症状。

如果将眼睛比作照相机，"老花"就是照相机的调焦功能减退直至消失。"老花"程度随着年龄的增长会逐渐加重。但即使年龄相仿，个体之间"老花"的程度也不尽相同。除了个体身体素质差异，还与全身状况、某些用药情况等有关。无论是近视眼、远视眼还是正视眼，都会出现"老花"。

3. "老花"了，该怎么办

（1）调整环境，缓解症状

刚出现的"老花"，可能只表现为对光线和对比度的要求变高。可以提高室内照明，并使用双重照明，于书本和眼之间放置一盏台灯，这样不但可以增加阅读物的对比度，还可使瞳孔缩小，增加焦深，提高近视力。另外，可以适当调整阅读物的字体大小和色彩，一般黑白分明的阅读物更容易分辨。避免长时间近距离阅读，以免引发眼痛眼酸等视疲劳，注意看近看远相结合。

（2）戴对眼镜，提高视力

"老花"眼镜的验配是在原有屈光矫正基础上进行的。首先要确定原有的屈光状态是近视、远视还是正视，以及是否有散光，然后确定"老花"程度。最终配戴的镜片是在原来镜片度数的基础上附加"老花"度数，这也解释了近视眼和"老花"所谓"抵消"的原因。当近视遇上"老花"，看近处时所需的度数确实是原有近视度数和"老花"度数相结合的结果。

另外，"老花"是否还合并其他眼部问题，也是需要检查后明确的，建议到正规医疗机构就诊。随着年龄不断增加，"老花"镜片的度数需要相应调整。根据"老花"者的屈光状态、用眼习惯、戴镜舒适度等综合考虑，可以选择单焦点、双焦点、渐进多焦点等镜片。

（3）不戴眼镜，另有出路

对于一些不愿意或不习惯戴"老花"镜的人来说，老视矫正手术提供了另一个选择，目前是屈光手术领域研究的热点，正在日趋成熟。

 知识扩展 ///////

近视合并"老花"，还能做近视手术吗

近视合并"老花"，如有意愿，仍然可以考虑手术，主要有几种方案：一是双眼近视都充分矫正，这样看远不用戴镜，但看近处可能需要备"老花"镜；二是双眼都保留一点近视，这样看近不需要戴镜，但看远处特别是开车等情况还是需要备眼镜；第三种常用的方法是将一只眼（主导眼）近视充分矫正，让其看远清楚；另一只眼（非主导眼）保留一点近视，用来看近处。

防蓝光眼镜有没有用

吴小姐是一位公司职员，因为职业需要，工作中的大部分内容是在电脑上完成的。平日配戴普通近视框架眼镜的她，近日时常感觉屏幕看久了会眼睛酸涩不适，甚至偶尔有视物模糊

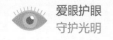

的情况出现。听同事说，配戴防蓝光眼镜可以缓解视疲劳，甚至还能控制近视。心动不已的吴小姐来到眼科医院，想咨询医生，并配一副专业的防蓝光眼镜。

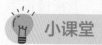 小课堂

随着网络时代的来临，人们在日常生活中对于电子设备的依赖与日俱增。各种因为过度使用手机、电脑导致的视疲劳、近视等问题逐渐出现，许多打着"阻挡电子产品发出的有害蓝光""缓解用眼疲劳"，甚至"预防近视"等旗号的防蓝光眼镜不断推出。那么防蓝光眼镜到底有没有作用呢？为解答此问题，我们首先要对蓝光有科学的认识。

1. 什么是蓝光

蓝光是自然光线的重要组成部分，是波长介于 400～500 纳米的短波长光。除了自然光，生活中蓝光的主要来源还有 LED 节能灯、日光灯、电脑显示器、手机等视频终端，源自发光二极管发出的蓝光。可见光中的蓝光，入射到我们眼内，让我们感受到蓝色。所谓的蓝光危害，是指能量较高的短波长蓝光到达眼底，通过光化学作用，对眼底的视网膜色素上皮造成损害，引起视网膜病变，导致视力下降。然而研究发现，大部分会对人体产生不良影响的蓝光是波长位于 415～450 纳米之间的短波段蓝光，并且这种危害是缓慢积累的，与照射的时间、剂量息息相关。波长在 480 纳米左右的长波段蓝光对人体有益，通过影响褪黑素水平帮助调节生物节律，对睡眠、心率、警觉、体温、情绪、记忆等都有帮助。

2. 蓝光是否会对眼睛造成伤害

蓝光是否会对人眼产生危害，取决于蓝光的波段、强度和时间等多个因素。一般来讲，只有长时间、高强度的蓝光暴露才有可能对眼睛造成损害。盲目地防蓝光不科学，也不可取。过度屏蔽蓝光可能会导致视物时的色彩偏差，以及夜间视力下降。儿童处于视力发育的关键时期，刻意阻隔蓝光照射可能对眼睛及身体发育造成负面影响。至于防蓝光眼镜是否能缓解近视进展，目前并没有科学依据。要避免近视度数加深，最重要的还是减少近距离用眼时间，增加阳光下的户外活动。并且，在我们日常生活中所使用的质量合格、符合国家标准的电子产品，已经过滤了有害的蓝光波段，其蓝光危害值基本处于无危险级别，蓝光的强度远达不到引起损伤的程度，不必过度忧虑。

总之，大家不必夸大蓝光对于眼睛的损害，"蓝光都是有害的"这一说法并不准确。只有在需要长时间、高强度地暴露在蓝光中时，选择一副防蓝光眼镜才是有价值的。在我们选择防蓝光眼镜时，应该选择屏蔽 450 纳米以下有害的短波段蓝光，保留长波段有益蓝光。在日常生活中，如果用眼过度，可以使用一些滋润眼睛的人工泪液，缓解疲劳与干涩；近距离用眼时间过长，也可以选择远眺来进行放松。

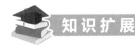 **知 识 扩 展**

蓝光与近视的相关性目前还没有明确的科学依据证实

单色光对豚鼠屈光发育的动物实验研究发现，440 纳米的蓝光

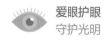
对豚鼠光学离焦性近视的发生具有阻止效果，这意味着蓝光可能对预防近视发生有保护性作用。近年来，多项研究证实，儿童近视的高发与户外活动缺乏有关。室内的光线与自然光相比，蓝光亦有所欠缺，这也可能是导致近视发生的因素之一。不过，目前关于蓝光与近视的相关性还有待更多的研究证实。

答案：1. C；2. A；3. ×

健康知识小擂台

单选题：

1. 彩色角膜接触镜是几类医疗器械（　　）

    A. 一类　　　　　　　　B. 二类

    C. 三类　　　　　　　　D. 非医疗器械

2. 以下哪种更换周期的镜片，对眼部健康影响最小

  （　　）

    A. 日抛　　　　　　　　B. 周抛

    C. 2 周抛　　　　　　　D. 月抛

判断题：

3. 彩色角膜接触镜获取简单，可以直接在小店里购买。

  （　　）

成人的屈光矫正
与治疗自测题

（答案见上页）

角膜病及其他眼表疾病

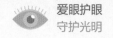

什么是圆锥角膜

　　今天，诊室里来了一个男孩儿。家长说男孩儿叫小宇，今年初二。孩子平时读书可认真了，经常半夜复习，觉得困了揉揉眼睛又继续努力，成绩也很不错。但这一年来他经常觉得右眼看不清楚，眼镜换了两三副了，每次去验光右眼的散光度数都有增加。经过详细的检查，医生诊断小宇得了圆锥角膜，需要治疗。听到这个消息，家长的心情愈发沉重。

小课堂 · · · · · · · · · · · ·

1. 什么是圆锥角膜

　　正常的角膜就像"乒乓球"一样，是圆润的，各个部位形态相对比较均匀。得了圆锥角膜后，角膜强度变弱，逐渐向前突出变形，变得像个"橄榄球"，会产生不规则的散光和近视。通常变形越严重，散光度数也就越高。角膜的厚度也会在那个薄弱点变得越来越薄，视力无法矫正，严重的甚至会突然出现角膜水肿，形成角膜瘢痕，终身影响视力和外观。

2. 为什么会得圆锥角膜

　　圆锥角膜的具体病因较为复杂，受遗传和环境等多种因素的影响。目前也发现了一些圆锥角膜相关的基因，并且一部分圆锥角膜的患者存在家族史，也就是说患者的家属也有患病的可能性。除了遗传因素外，"揉眼"这个坏习惯也是造成圆锥角膜的"帮凶"之一。揉眼容易导致眼部炎症和角膜形态的变化，增加患圆锥角膜的风险。因此，有过敏性结膜炎的患者，需要使用抗过敏药物进行治疗，干眼患者应用人工泪液等，尽量避免频繁、反复地揉眼。此外，在角膜手术（如：近视屈光手术）术后也有可能出现圆锥角膜样改变，称为继发性角膜扩张。

3.　如何发现圆锥角膜

圆锥角膜患者的眼部症状和体征各有不同，与疾病的发展息息相关。圆锥角膜的两眼之间病情程度往往不同，通常是一眼先发病。早期可能仅表现为近视度数和散光度数的加深，没有其他症状。此时，大部分患者配戴框架眼镜视力还是不错的，很难及时发现病情。疾病进展到中重度时，框架眼镜无法有效提高视力，需要一种特殊的角膜接触镜才能矫正。疾病进展到晚期可发生角膜结构破坏甚至破裂水肿，造成不可逆的视力受损。

由于圆锥角膜在早期常被当作单纯的近视或散光治疗而延误病情，也被称为沉默的"视力杀手"。圆锥角膜的诊断不能简单地根据症状，而是需要到眼科进行视力、验光、角膜地形图、角膜生物力学等相关检查才能确诊。当一只眼睛已经被确诊为圆锥角膜，需要密切注意对侧眼的情况。

知识扩展

1.　一幅神奇的"地图"

角膜是人眼光学系统最重要的组成部分。角膜外观上是光滑、均质且平整的，但通过精密的检查可以发现，其实角膜像"陆地"

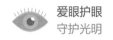

一样，也有高低起伏的地形，可以利用地理上的"分层设色法"来表示。通常将较陡和较薄的位置用暖色调表示，将较平缓和较厚的位置用冷色调表示，就构成了包含各种角膜参数的"地形图"，是诊断圆锥角膜的"法宝"之一。根据角膜地形图提供的具体数值，医生可以对圆锥角膜的病情进行分级，从而帮助诊断和治疗。

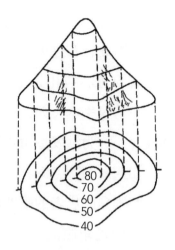

角膜地形图示例

2. 什么样的人容易得圆锥角膜

圆锥角膜大多发生于青春期，男性更为常见。15～35岁的青少年和成年人群是主要的患病群体，发病年龄越小，病程进展越快。据统计，圆锥角膜的发病率约为0.05%～0.23%，其中欧美为0.01%～0.05%、日本为0.07%～0.08%、中国为0.04%。

 误区解读

做近视屈光手术会导致圆锥角膜吗

圆锥角膜和近视手术没有直接关系。出现术后角膜扩张主要有以下两种原因：一是术前就有圆锥角膜的体质，但是术前没有被检查出来；二是手术切削的角膜太多、术后剩余的角膜太薄。因此我们强调，近视手术有明确的适应证和禁忌证，要做好严格的术前筛查，术后也要积极按时复查随访，早发现早治疗。

圆锥角膜的视力如何矫正

20岁的小明近1年来明显感觉自己视力下降。小明觉得可能是自己近视度数又增加了，去眼镜店重新配眼镜。验光时发现散光度数明显增加，且无论怎样调整框架眼镜度数，视力都无法得到提高，看东西仍然觉得很模糊。检查人员建议小明到医院做进一步检查。

眼科医生为小明进行了眼部检查，结果双眼最佳矫正视力为右眼0.3、左眼0.5，结合角膜地形图表现，医生诊断小明为"双眼圆锥角膜"，并告诉他该疾病可能继续进展，平时不要揉眼，注意休息，叮嘱3～4个月后复查，必要时考虑手术控制。

小明一一记下医生的嘱咐，但配戴框架眼镜的他仍感觉视力很模糊，工作、生活中多有不便，他想知道：还有其他办法可以提高自己的矫正视力吗？

 小课堂 • • • • • • • • • • • • • •

1. **框架眼镜无法明显提高圆锥角膜患者视力的原因**

与正常角膜相比，典型的圆锥角膜通常在角膜靠中下的方位出现角膜前表面锥形突起，这种形态改变会带来复杂的散光。而框架眼镜只能矫正近视和单一轴位散光，无法应对圆锥角膜这种复杂散光的情况，因此配戴框架眼镜后部分圆锥角膜患者的视力无法得到有效提高。

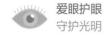
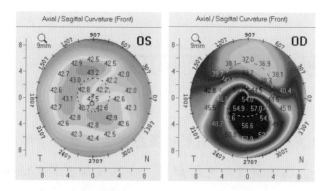

左：正常角膜的角膜地形图；右：圆锥角膜的角膜地形图

2. 硬性透气性角膜接触镜（RGP 镜片）

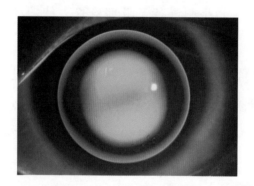

圆锥角膜配戴硬性透气性角膜接触镜（RGP 镜片）

（1）材料特性：RGP 镜片为透明的、透氧性较高的硬性角膜接触镜，具有一定的硬度、韧度、抗张强度。RGP镜片不含水分。

（2）RGP 镜片的材料优势：与软镜相比，RGP 镜片活动性通常更大，镜片下泪液交换更多。它具有较好的抗沉淀性，同时又不会吸附泪液，减少了感染风险。较高的透氧性和镜片下泪液交换一起保障了良好的角膜氧供，减少了角膜缺氧所导致的角膜水肿、新生血管等眼病的发病率。

（3）RGP镜片矫正圆锥角膜患者视力：因为具有一定的硬度和抗张强度，RGP镜片在良好配适的情况下，可以在角膜表面形成规则的光学面，带来较好的成像效果。这一点对不规则角膜散光患者的视力矫正具有重大意义，例如圆锥角膜、角膜瘢痕患者配戴框架眼镜难以提高矫正视力的情况。利用RGP镜片可良好矫正角膜不规则散光，有效提高矫正视力。RGP镜片配戴在角膜上，对角膜形态有一定的要求，镜片直径通常比角膜直径小。

3. 巩膜镜（scleral lens）

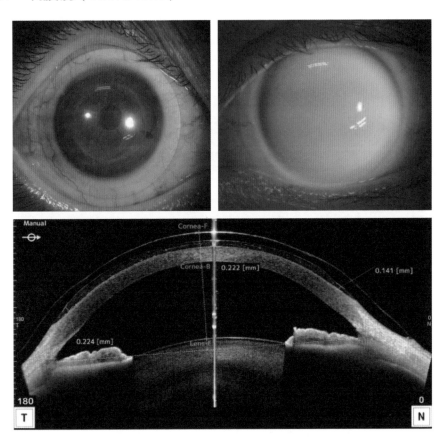

左上：大直径巩膜镜覆盖全角膜；右上：镜下荧光填充示镜片与角膜无接触；

下：光学相干断层扫描图像示镜片横跨眼表，与角膜无接触

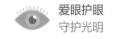

与 RGP 镜片不同，巩膜镜不与角膜接触。镜片横跨整个角膜上方，与角膜之间由生理盐水或人工泪液填充。镜片周边则着陆在巩膜表面的结膜上，可想而知巩膜镜的尺寸明显会比 RGP 镜片更大。巩膜镜镜片材料为硬性高透氧性材料。现已上市的巩膜镜有多种不同的设计，大多数巩膜镜从中央向四周依次为光学区、过渡区、着陆区。因为不与角膜接触，巩膜镜的着陆点和配适对角膜形态的包容性更大，对于一些角膜明显不规则导致 RGP 镜片较难定位的病例，巩膜镜可以提供较好的配戴体验和矫正效果。目前巩膜镜的验配需要动态评估，诊间验配耗时通常较其他镜片更久，需要时间来观察巩膜镜的沉降，所以也就需要患者在医院预留更长就诊时间。

 知识扩展

Piggy-back lens

一种软镜与 RGP 镜片结合用于圆锥角膜的矫正体系。临床上可用于部分配戴 RGP 镜片后出现镜片偏位、配适不良的患者。患眼先配戴一片软镜，再在软镜外面配戴 RGP 镜片。这种矫正体系使得 RGP 更容易居中定位，减少 RGP 镜片与角膜之间的摩擦、嵌顿，显著减少配戴 RGP 的异物感。部分患者可以获得更好的矫正视力，戴镜的舒适度也明显提高。但因为增加了配戴镜片的种类，因此镜片成本与清洗护理程序会有增加，需要注重护理宣教过程。

如何缓解视疲劳

　　佳佳是一位秘书，工作经常需要长时间对着电脑。最近一段时间，她老是觉得眼睛容易疲劳，看一会儿书就模糊了，还伴有眼酸、眼胀。继续勉强看下去字就成双影的了，头也会跟着痛起来，闭眼休息片刻后会有所缓解。佳佳这是怎么了呢？其实，佳佳是出现了视疲劳。视疲劳是指长时间使用眼睛，导致眼部出现干涩、酸痛等不适症状，通常发生于阅读、用电脑工作、开车等需要长时间注视的视觉任务后。下面，我们就一起来学习如何缓解视疲劳。

 小课堂 ● ● ● ● ● ● ● ● ● ● ● ● ●

1. 预防和缓解视疲劳

　　预防和缓解视疲劳的前提是了解自身的基本状态，应鉴别是由于眼睛本身的结构问题还是由于环境因素引起，从而对症下药。

　　（1）眼部或全身因素：对于"老花"眼所引起的视疲劳，不用过于紧张。"老花"眼相当于头发变白了，是人自然衰老的表现。如果是高度远视、高度散光、屈光参差引起的视疲劳，需要通过验光配镜来解决。如果因为全身疾病（或者心理疾病）引起的视疲劳，则需要及时就医，根据不同病症采取相应的措施。

　　（2）环境因素：工作和生活环境中的各种光线与色觉异常刺激，包括照明不足致对比度下降，照明过强致眩光等，以及色觉搭

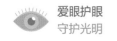
配失调或异常等都可能出现视疲劳，最典型的就是视频终端综合征。秘书经常对着电脑屏幕，容易导致视频终端综合征。

2. 找到视疲劳的原因，如何预防和缓解视疲劳

（1）眼部和全身疾病方面：配戴度数正确、大小合适的眼镜。有精神心理因素的应该找专业诊疗机构进行相关精神治疗和疏导。

（2）环境方面：明暗对比不能太强烈，比如，只开台灯不开顶灯，或者光照太强、太刺眼。经常使用电脑的人，电脑屏幕不是越暗越好，应该以自己的舒适感觉为宜，在清楚的前提下，既不要太暗，也不要太亮，选择一个合适的范围。字体不要太小，颜色不要太鲜艳，最好有背景照明。尽量避免在颠簸环境中用眼，比如不要在车上读书。

（3）运动方面：眼保健操通过几个动作，对眼周围的肌肉穴位适度按压，增加血流，从而放松眼睛，但这对缓解视疲劳能够起到多大程度的作用还需要进一步探讨。对所有人而言，适当增加一些户外运动，就可以放松眼睛，有效预防和缓解视疲劳。

知识扩展

给大家介绍几个缓解视疲劳的简易方法

（1）保持良好的姿势，控制用眼时间：每小时起身休息一会儿，最好休息 10 分钟，尽可能往远处眺望。所谓的远，指的是 5 米以外，越远越好。避免长时间低头或者久坐不动。

（2）眨眼活动，适量滴眼药水：长时间注视屏幕或者书籍，会导致眨眼次数减少。每隔一段时间可以闭上眼睛休息，也可以适

量滴缓解干眼和视疲劳的眼药水，如人工泪液，但不要过度过量使用。

（3）调整屏幕背景亮度，保持环境空气湿润：适当调低屏幕亮度，选择背景比较柔和的色调，避免刺激眼睛。天气干燥或者在空调房间里可以放一些水，或者使用空气加湿器等，保持工作环境空气湿润，这样对缓解视疲劳也有效果。

视疲劳是现代人常见的问题之一，但我们可以通过改变生活方式和行为习惯来预防和缓解。如果发现自己有视疲劳的症状，请采取措施及时处理，保护好自己的眼睛。

如何预防和治疗干眼

小高是一家中外合资企业的白领，最近几个月常感到眼睛干涩，严重的时候就像是眼睛里面进了沙子。有时候还会出现刺痛，看东西偶尔模糊，眼睛也容易疲劳。她自己去药房买了眼药水滴了一段时间也没见好转，于是来到医院眼科就诊，经过眼科医生的详细检查，诊断为干眼。那什么是干眼呢？

 小课堂 ·············

干眼

干眼是由于泪液质、量不足或泪液蒸发过快引起眼部不适的一种疾病，是导致眼睛表面变得干燥、易受损伤的慢性功能性眼病，严重者可能会导致视力问题和长期的眼睛不适。

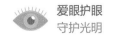
首先要了解下眼睛是如何保持不干涩的。我们眼球的表面覆盖着一层薄薄的液体，称为泪膜，平时眨眼时眼睑就像是"汽车雨刮器"一样，在眼球表面刷一遍，就可以将泪膜均匀地涂布于眼球表面，这对于保持视觉清晰、眼睛滋润起着至关重要的作用。

干眼是许多原因导致泪膜稳定性下降，致使眼部不适的总称。诱发干眼的常见原因包括泪液蒸发太快和泪液分泌不足。眼表就像是一块水田，灌溉不足或者太阳大了，都可能导致水田干涸。干眼常见的症状是眼睛干燥、异物感、烧灼感等，其他症状还有视力波动、眼睛疼痛等，这些症状可能会加剧，如果不及时处理，还可能导致更严重的问题，如角膜损伤。

小高的工作需要长时间面对电脑，容易出现眨眼不完全、眨眼次数减少等情况，从而导致泪膜稳定性下降，引起干眼。再者，小高的工作环境常年密闭，空气全靠空调调节，空气湿度很低，在这种环境下，眼表的水分也会加速蒸发。此外，因为工作或者爱美的原因很多人会配戴隐形眼镜，长期不合理地戴隐形眼镜不仅会导致角膜缺氧，还会降低角膜敏感度，让眨眼次数减少，也会诱发干眼。除了以上的因素，高龄、作息不规律、雄激素下降、眼部手术和全身性疾病如糖尿病、帕金森病、干燥综合征等也是干眼的危险因素。

 知识扩展 ////

如何预防和治疗干眼

最重要的是养成良好的用眼习惯。尽量减少视频终端使用时间，建议每看屏幕半小时，休息 5～10 分钟，闭上眼睛或者远眺。要提醒自己经常眨眼，尤其是在阅读或者使用电脑等需要视力专注的事务时，每分钟眨眼 15 次，以帮助泪液分布均匀。适当增加户外运动，不仅可以锻炼身体，还能放松眼睛。避免或减少配戴隐形眼镜，注意定期更换护理液、晚上睡觉时不配戴隐形眼镜。尽量减少空调或供暖设备的使用，可使用加湿器增加室内湿度。保持眼部卫生清洁，爱化妆的姑娘们，记得卸妆卸干净后入睡，尤其是眼部化妆品，防止化妆品残留堵塞睑板腺开口。其他需要养成的良好习惯包括均衡饮食，睡眠充足，保持愉悦心情。

临床上对一般程度的干眼患者多建议使用人工泪液，来保持眼表湿润、缓解干眼。因为干眼是慢性疾病，多需长期治疗，应尽量选择不含防腐剂的剂型，以免防腐剂的毒性作用加重对眼表和泪膜的损害。如果干眼比较严重，建议及时前往医院进行系统化的干眼治疗。

怎样科学预防
干眼

眼睛也会过敏吗

每到春天，小明就变成一个"鼻涕虫"，总是"一把鼻涕一把泪"，同时还伴有眼睛痒的症状。小明妈妈把小明带到医院就诊，看到医生给小明诊断为"过敏性结膜炎"她很困惑，平时只听说皮肤过敏，眼睛也会过敏吗？

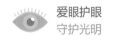
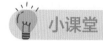

很多患者会在接触花草、粉尘之后突然感觉眼睛很痒，并伴有流泪、异物感等症状，然后就频繁眨眼睛、揉眼睛，但是越揉越痒，甚至还会有白色黏液性分泌物，这是为什么呢？很有可能是因为过敏性结膜炎。

1. 什么是过敏性结膜炎

过敏性结膜炎是眼睛的免疫系统受到外界的过敏原刺激后，产生过敏反应所导致的疾病，以Ⅰ型和Ⅳ型超敏反应为主。

过敏性结膜炎主要分为季节性过敏性结膜炎、常年性过敏性结膜炎、春季角结膜炎、巨乳头性结膜炎和特应性角结膜炎。过敏性结膜炎的发病率大约为10%，相当于每10个人中就有1个人患过敏性结膜炎。在我国，季节性过敏性结膜炎和常年性过敏性结膜炎最为常见，占所有过敏性结膜炎患者的74%。

2. 为什么会患过敏性结膜炎呢

我们眼睛的白眼球（巩膜）表面有一层薄薄的透明的结膜。当结膜遇到花粉、尘螨、动物皮屑等过敏原刺激的时候，就会发生超敏反应，最常见的症状就是眼睛痒。小朋友还会有频繁眨眼、揉眼睛的动作，其他症状可伴有异物感、烧灼感、畏光、流泪、结膜黏液性分泌物增多等，严重的话甚至可出现视力下降。在眼球表面我们可以看到眼红、结膜水肿、结膜乳头增生等，患者可以看到眼睑内表面有一个一个的"小凸起"。严重的结膜水肿看起来就像水疱一样隆起。

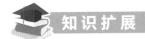 **知识扩展**

过敏性结膜炎最重要的治疗方法就是远离过敏原，注重日常生活的干净卫生，勤洗手，枕头、床单要经常清洗和晾晒。但是在我们的日常生活中，有很多过敏原是无法彻底远离的，如花粉、尘螨等。如果眼部不适，切记不可盲目用药，应及时就医，医生会根据病情为患者提供合适的用药方案。

眼睛出血真的会导致失明吗

小朋友毛毛日常非常喜欢户外活动，有一天玩耍时不小心灰尘吹入了眼睛，他用力地揉了揉眼睛，然后"眼白"部位出血了。毛毛妈妈看到后吓坏了，害怕毛毛会失明，于是马上把他送到医院。眼睛出血，到底会不会失明呢？

 小课堂

1. 眼睛出血分为哪几种情况

眼睛出血主要包括：眼底出血和眼睛表面的结膜下出血。眼底出血是无法通过肉眼直接观察到的，出血严重会导致失明，主要是通过检眼镜和眼底照相发现。结膜下出血是日常生活中比较常见的眼睛表面出血。结膜下出血是因为眼睛表面的毛细血管破裂使结膜下方少量血液积聚。结膜下出血可能看起来很吓人，但一般没有不适的症状，也不会发生严重后果。

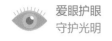
2. 结膜下出血常见的原因是什么

结膜下出血的原因包括内部因素和外部因素。内部因素包括结膜炎症、动脉硬化、高血压、血液病（如血液病、紫癜、血友病）、肾病、某些传染性疾病（如败血症、伤寒）等。外部因素包括外伤（眼外伤或者头部挤压伤），用力揉眼睛、剧烈咳嗽、呕吐、用力排便等。

3. 如何治疗结膜下出血

结膜下出血早期呈鲜红色，不必惊慌，可以先用冷毛巾敷眼，并轻轻加压 1 ~ 2 分钟，这样可以收缩毛细血管，防止进一步出血。应该注意的是早期一定不能热敷，否则会造成血管扩张，出血加大。在出血停止后可以适当热敷，促进血液循环，加快血液吸收。

结膜下出血通常会在 7 ~ 12 天内自行吸收，但在吸收过程中血块会散开，颜色从红色转为黄棕色，不可能瞬间痊愈。冷热敷和用药也只是缩短病程，治疗期间应尽量避免揉搓双眼、剧烈运动和搬运重物。

结膜下出血不影响视力和眼部功能，排除全身疾病后无须太过担忧，更不必担心因此而失明。

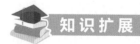
知识扩展

怎样预防结膜下出血

1. 避免揉搓及碰撞眼球。

2. 避免剧烈咳嗽、呕吐、用力举重物。

3. 若有便秘，多吃水果蔬菜帮助排便，或及时就医。

4. 若患有高血压或糖尿病等全身疾病，要积极控制血压、血糖。

什么是麦粒肿和霰粒肿

在生活中我们常常有这样的困扰：眼睛上长"针眼"了，是不是不用处理，等"冒头"就好了呢？眼睛上长了个米粒大小的小结节，不痛不痒的，需要处理吗？其实，眼睑的肿物有很多种，最常见的则是麦粒肿和霰粒肿。对于麦粒肿和霰粒肿，我们又该如何辨别呢？

 小课堂

1. 什么是麦粒肿，什么是霰粒肿

麦粒肿，医学规范名词为睑腺炎，也就是人们常说的"针眼"，是一种眼睑腺体的急性、痛性、化脓性、结节性炎症病变，金黄色葡萄球菌感染最为常见。当睑板腺受累时，肿胀区较大，称之为内麦粒肿；眼睑皮脂腺或汗腺感染则为外麦粒肿，其肿胀范围小而表浅。主要表现为眼睑皮肤局限性红、肿、热、痛，触之有硬结。睫毛根部，近睑缘皮肤或睑结膜面出现脓点。

霰粒肿，医学规范名词为睑板腺囊肿，是睑板腺出口阻塞，脂类物质积存引起的睑板腺慢性非化脓性炎性肉芽肿。多见于睑板腺分泌功能旺盛的青少年或中年人。患者往往无自觉症状，眼睑皮下

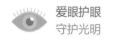
有与皮肤无粘连的无痛性结节。

2. 如何鉴别麦粒肿与霰粒肿

如果是发作突然、红肿、疼痛的眼睑硬结，那极有可能是麦粒肿；如果肿物生长时间较长，不伴有疼痛，那更有可能是霰粒肿。

3. 麦粒肿和霰粒肿分别如何治疗

对于麦粒肿，硬结未软化时可湿热敷，每日 3～4 次，每次 15 分钟。抗生素眼液或眼膏有助于感染的控制。耳尖放血、超短波理疗或清热解毒中药内服也有一定疗效。脓肿形成时应及时就医，切开排脓。症状较重或发展为眼睑蜂窝织炎者需口服或肌内注射抗生素。

霰粒肿有自行吸收的可能，热敷或理疗可促进吸收。如果不能自愈，且影响视力和外观时可行切开刮除引流术。手术切除的组织可进行病理学检查和诊断，排除其他疾病。

 知识扩展

麦粒肿的危险情况

若引起麦粒肿的致病菌毒性强烈，或者在免疫力低下的患者中，如儿童、老年人以及患有糖尿病等慢性疾病，睑腺炎症反应剧烈，可发展为眼睑蜂窝织炎。此时整个眼睑红肿，波及同侧颜面部。眼睛睁开困难，触之坚硬，压痛明显，球结膜反应性水肿剧烈者脱出于睑裂外。此时多伴有发热、寒战、头痛等全身中毒症状。处理不及时，可能引起败血症或海绵窦血栓形成，从而危及生命。

误区解读

1. 眼睑红肿、疼痛的硬结一定是麦粒肿

霰粒肿亦可能会继发感染，出现眼睑炎症反应。首先要进行抗炎治疗，局部用消炎眼药，有脓肿形成时要及时切开引流。待炎症消退后再行手术治疗。

2. 霰粒肿无须处理，等待自行吸收即可

若霰粒肿不能自愈，或者影响视力和外观的，或者自行破穿、有肉芽肿组织突出的，通常也需进行手术清除。对于反复发作的霰粒肿或老年霰粒肿患者还需行病理检查，以排除睑板腺癌。

什么是角膜炎

小王是一名建筑工人。有一天他在工地上干活时，一颗小铁屑溅入了眼睛。一开始小王没当回事，用自来水冲了一下，没想到之后的几天眼睛越来越红，而且开始出现眼部疼痛，视力也明显下降了。这时小王才到医院就诊，眼科医生说这是角膜炎，如果再耽误下去，可能角膜会穿孔，甚至需要做角膜移植才能保住眼睛。一粒小小的铁屑真的会引起这么严重的后果吗？什么是角膜炎呢？

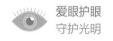 小课堂　· ·

1.　什么是角膜

角膜是眼球前部透明的组织，如果把眼球看成照相机，角膜相当于照相机的镜头部分。它由无血管的透明结缔组织构成，可以让光线透过并进入眼球，起到保护眼球和折射光线的作用。角膜的厚度大约为 0.5 毫米，但它是人类身体中最敏感的部位之一，因为它有很多神经末梢，是眼睛感受外界刺激的主要部位之一。角膜后面是棕色的虹膜，虹膜相当于照相机的光圈。因为角膜是透明的，从外面看眼睛，只能看到有色素颜色的虹膜，也就是"黑眼珠"的部分。

2.　为什么会得角膜炎

角膜直接跟外界接触，容易受到外伤和病原微生物的侵蚀而发生感染，感染是引起角膜炎的最主要原因。另外，外伤、长时间暴露、免疫性疾病、系统性疾病、不恰当的药物使用等都可能导致角膜炎。

3.　角膜炎的主要症状和表现

因为引起角膜炎的原因很多，各种角膜炎的症状和程度不一定相同，可以表现为眼部疼痛、灼热、刺痛等不适。它可以引起眼睛红肿、充血等症状。它可以影响视力，引起视力模糊或视力下降。大部分角膜炎是感染引起的，所以角膜炎发生后，眼睛会分泌黄色或绿色分泌物。因为角膜里分布大量的感觉神经，角膜炎患者在光亮的地方会非常敏感，容易出现怕光、流泪等症状。角膜炎逐步加重后会导致角膜溃疡，严重影响视力。角膜炎患者还会容易产生眼睛干涩、刺痛等不适感。严重的角膜炎可能导致角膜穿孔、继发性青光眼、白内障，甚至失明或眼球结构破坏、需要摘除眼球等严重的后果。

4. 什么时候需要就诊

当出现上述眼部症状时就需要及时找眼科医生就诊。尤其是当眼睛有异物进入，或受到外伤时，应该尽早就诊，不要尝试自行处理。特别注意不要用非医用的水去冲洗，或者自己尝试用没经过严格消毒的物品去剔除异物等。如遇到化学烧伤或热烧伤，应先尽快到就近有自来水水源的地方，立刻用自来水进行彻底的初步冲洗，再抓紧到医院请眼科医生处理。

5. 如何治疗角膜炎

角膜炎需要在眼科医生的指导下进行处理。原则上说，每一种眼药水的药物成分都是不一样的，角膜炎如果使用不合适的眼药水，不但不利甚至可能是有害的。一般来说，对于感染性角膜炎，根据不同的病原体可使用抗细菌、真菌、病毒、原虫的相应局部或全身药物。另外根据具体疾病的发生发展机制，还可以谨慎使用糖皮质激素等抗炎药物。严重的角膜炎可能需要手术治疗。很多角膜炎即使治愈，仍然会遗留角膜瘢痕，从而影响视力或者导致散光，也可能需要进一步光学矫正或手术治疗。

知识扩展

患者所患角膜炎的类型和他们所在地区的经济水平相关。在发达国家和地区，常见的是病毒性角膜炎和隐形眼镜相关的角膜炎。

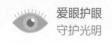
在欠发达地区，由于工人普遍劳动保护意识不够强、户外作业较多，可能发生角膜损伤的机会比较多，这种情况下发生的角膜炎常由细菌、真菌等微生物导致。

误区解读

"眼睛红"就是角膜炎

导致眼睛红的原因有很多，凡是眼睛有炎症或者小血管破损后的出血一般都表现为眼睛发红。除了角膜之外，炎症可发生在结膜、虹膜、后部葡萄膜等，当眼部受到环境刺激或其他疾病（如青光眼）影响时也会有炎症反应。所以眼睛红不一定都是角膜炎，需要找眼科医生来确认。

为什么要关注角膜内皮健康

内皮细胞是角膜最内层的细胞，它对于维持角膜透明和清晰视力具有重要作用。一些先天性疾病或后天眼部手术会导致内皮细胞损伤，严重时可能导致内皮细胞失代偿，甚至需要做角膜移植手术。

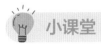 小课堂

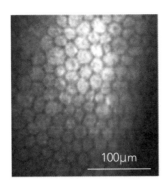

正常的角膜内皮细胞呈六边形

1.　什么是角膜内皮细胞

它是角膜最内层的六边形细胞，和房水直接接触。细胞之间紧紧地挨在一起，"手拉着手"，形成紧密连接。我们可以通过角膜内皮镜和共聚焦显微镜来检查内皮细胞。

2.　内皮细胞的功能

角膜是一个透明的组织。如果含水量过多就会导致角膜水肿，视觉上会出现雾蒙蒙的感觉，就好像透过磨砂玻璃看世界。内皮细胞主要承担水泵的功能，把进入角膜的多余水分泵出去。因此，如果内皮细胞功能异常，对视力的影响较大。内皮细胞是不能再生的，如果某个区域的内皮细胞缺失，旁边的细胞会通过移行来填补空缺。内皮细胞的数量随年龄增长逐渐下降，平均每年约减少1%。< 20 岁：3 000 个 /mm^2；20 ~ 29 岁：2 600 个 /mm^2；30 ~ 39岁：2 400 个 /mm^2；40 ~ 50 岁：2 000 个 /mm^2。一般情况下内皮细胞在 800 个 /mm^2 以上，角膜就能维持正常的生理功能。

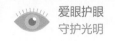
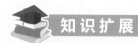 知识扩展

1. 有哪些内皮细胞相关的疾病

内皮细胞的疾病大多是先天性的，例如 Fuchs 角膜内皮营养不良、后部多形性角膜营养不良、虹膜角膜内皮综合征等。因为角膜内皮要达到一定数量以下才会出现失代偿从而导致角膜水肿，所以这些患者在年轻时大多数没有症状。但随着年龄的增长，内皮计数越来越少，慢慢地会出现早晨起床视物模糊，下午逐渐恢复的症状。如果内皮计数过低，则需要做内皮移植手术。

2. 什么手术术前需要查角膜内皮细胞

白内障和 ICL 植入手术的术前需要查角膜内皮细胞，目的主要是排除本身存在内皮功能异常的患者。因为眼内手术在短期内会加重内皮细胞的负担，如果本身内皮有问题，可能会导致角膜水肿。术后也需要定期复查内皮细胞的结构和功能。

警惕儿童眼外伤及防护措施

9 岁的小杰今年上二年级。下课跟同学玩耍时，他用铅笔当剑舞，结果右眼被铅笔划到了。回家后，见他的眼睛红肿流泪，母亲赶紧带他到当地医院。检查发现伤到了右眼角膜，因笔芯还嵌在角膜，需马上做手术取出。

小课堂

1. 儿童眼外伤的类型

眼外伤是由于机械性、物理性、化学性等因素直接作用于眼部，引起眼的结构和功能损害，主要有以下四种类型。

（1）钝挫伤

危险源：主要是钝器，比如土石块、棍棒、玩具、拳脚、文具等。

锐器或钝器稍有不慎就会伤及儿童眼部。1～3岁的孩子由于刚学会走路，步态蹒跚，很容易跌倒，因而碰到桌椅的棱角、地面的石块或手里拿着的玩具等造成眼外伤。孩子在一起玩耍中常用的棍棒、石块、弹弓、仿真手枪等玩具也容易损伤眼睛。

（2）穿通伤

危险源：主要是锐器，比如刀、剪子、针、一次性注射器、玻璃等。

孩子们手工课上使用的剪刀、美工刀，或是嬉戏打闹时玩弄棍棒、针管、弹弓等锐物，如不小心极易伤及眼睛，造成眼外伤。

（3）异物伤

儿童玩耍时，缺乏安全和卫生意识，例如接触不洁物品后不洗手就揉搓眼睛，或者在玩耍时沙砾、玻璃纤维等细小物品崩进眼睛里。这些物质都会伤及眼表，造成异物伤。

（4）烧伤/化学伤

高温物质或强刺激性化学物质，如烟花爆竹、酸碱性化学物质腐蚀等，易对眼睛造成伤害。临床上以火烧伤或烫伤比较常见，尤

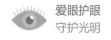
其是逢年过节，儿童燃放烟花爆竹，若监护不足，可能造成烧伤、化学腐蚀伤，以及由于能量震荡产生的破裂伤等。

2. 儿童眼外伤的处理措施

（1）眼钝挫伤的正确处理

受伤后切不可按揉，以免加重皮下血肿，应立即用冰袋或凉毛巾进行局部冷敷，消肿止痛。若眼部仍然不适，出现视线模糊，应立即就医。需要注意的是，一些眼球钝挫伤从外表看不出异常，但外伤造成的病理性改变可能影响今后的视功能，容易延误诊治。所以，眼球钝挫伤后及时就医是必要的。

（2）眼穿通伤的正确处理

切勿揉眼，保持伤口清洁，用纱布敷眼（包扎时压力不可过大），立即送往医院就诊。

（3）眼异物伤的正确处理

叮嘱孩子不要惊慌，不可用手搓揉眼睛。先用大量清水冲洗，并立即送医院就诊。

（4）眼化学伤的正确处理

化学伤第一急救措施是冲洗，纱布敷眼后立即就医。若伤情较重，如眼球破裂伤、眼内容物脱出，眼睑高度肿胀、瘀血，眼睛睁不开。此时不要强行扒开眼睑检查或清除脱出眼外的组织，应以清洁纱布或毛巾覆盖后立即送医院。由于眼周围或其他部位的皮肤也可能烧伤，处理时应特别注意。

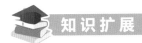 知识扩展

警惕眼外伤后失明危险——房角漏

房角漏，学名睫状体分离，是较为少见的眼科疾病，通常发生在眼外伤后，少数发生在眼部术后。临床表现为视力下降、视物模糊、视物变形等，严重者可视力下降至只有光感。

富含房水的眼前房就像"水库"，其中充盈着维持眼压且富含营养的房水，而睫状体就作为"大坝"阻挡房水大量涌入脉络膜上腔。如果发生睫状体分离，房水就会大量外流，导致严重的低眼压。所以在外伤之后，应该警惕房角漏的发生。因为持续的低眼压可能导致角膜水肿、浅前房、白内障、视盘水肿、低眼压性黄斑病变等，引起视力下降和不可逆的眼底损害，严重可致盲，因此必须及时手术治疗。

 误区解读

眼睛进沙子了可以自己用手揉出来或擦拭

这些做法都是错误的！

（1）因为疼痛而用手使劲揉擦眼睛，试图将异物揉出来，反而加重角膜损伤。应该用清水冲洗，或者使用生理盐水或人工泪液将异物冲出。

（2）也有人用不清洁的纸、手绢等去擦，企图把眼角膜上的异物擦下来，这都是很危险的，可能引起角膜损伤加重，甚至诱发感染。

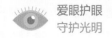

儿童眨眼频繁是抽动障碍吗

　　6 岁的盼盼近期眨眼频繁，特别是在专注看手机、看电视时更加明显，喜揉眼。妈妈特别关注，看到盼盼症状一直不缓解，也特别着急，担心他患有抽动障碍，所以带其到医院进一步检查。

 小课堂 • • • • • • • • • • • • • • • • • •

1. 什么是抽动障碍

　　抽动障碍是儿童或青少年以不自主、反复、突发、快速的，重复、无节律性的一个或多个部位运动抽动和（或）发声抽动为主要特征的一组综合征。包括短暂性抽动障碍、慢性运动或发声抽动障碍，发声与多种运动联合抽动障碍。

　　抽动不可克制，但在短时间内可受意志控制。主要包括以下几种：①简单的运动性抽动：突然的、短暂的、没有意义的运动，如眨眼、耸鼻等；②复杂的运动性抽动：稍慢一些，持续时间稍长一些，似有目的的动作行为，如咬唇、刺戳动作、旋转、跳跃、模仿他人动作、猥亵动作等；③简单的发声抽动：突然的、无意义的发声，如吸鼻、清咽、犬吠声等；④复杂的发声抽动：突然的、无意义的发声，如重复特别的语句，重复自己或他人所说的词或句、秽语等。

2. 儿童眨眼频繁有哪些原因

目前临床上儿童眨眼频繁主要有以下几种原因。

（1）眼部炎症性疾病：如结膜炎、角膜炎等，临床上过敏性结膜炎患儿多见，是眼部炎症性疾病中导致眨眼的主要原因。

（2）倒睫：因睫毛触及角膜或球结膜，引起眼睛有异物、刺痛感，而使小儿经常挤眼。

（3）干眼：任何引起泪膜不稳定和眼表的损害，导致的一系列不适症状会刺激瞬目增多。

（4）屈光不正：儿童屈光不正，包括近视、散光、远视未矫正造成眼睛视觉疲劳而引起。这是保护性反射，通过不断眨眼可以调整角膜泪液分布光滑度，使视觉清晰。

（5）眼疲劳：过度用眼导致眼部不适，孩子通过频繁眨眼来缓解。

（6）儿童抽动障碍：孩子身体某部位突然地不自主地收缩运动，如眨眼、皱眉、歪嘴、耸肩、耸鼻等，注意力不集中和多动行为改变。

（7）体内营养素缺乏：体内某些营养素缺乏，特别是当维生素和微量元素缺乏时，例如维生素 B_1 缺乏可引起神经肌肉的应激性增高而导致神经功能的紊乱，进而出现频繁眨眼。

（8）好奇心：好奇心驱使孩子模仿眨眼动作，养成习惯性眨眼。

3. 儿童眨眼频繁如何治疗

临床上发现儿童眨眼频繁时需要进一步查找原因，不能仅凭眨眼动作就简单诊断儿童抽动障碍。如果是眼部炎症引起，需要抗

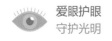

炎、抗感染治疗；倒睫所致应根据情况选择是否手术治疗；干眼所致需找到病因，对症治疗；屈光不正需及时矫正以免产生视疲劳；若儿童抽动障碍需要心理治疗，必要时可联合药物治疗；及时补充体内维生素、微量元素，避免因营养素缺乏引起眨眼频繁。

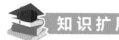

人为什么会眨眼

眨眼是一种快速的闭眼动作，源自瞬目反射。正常情况下人平均每分钟眨眼 6 ~ 12 次，眨眼使泪膜均匀涂布于眼球表面，湿润角膜，保持角膜光泽，维持眼表泪膜的稳定性。同时，眨眼可保护角膜，防止灰尘、异物进入，清除结膜囊细菌等作用。眨眼有 3 种形式：①由于沙子突然进入眼睛出现迅速闭眼，并有眼泪流出，这是因为异物刺激角膜神经末梢后，眼睛产生反射所引起，称为角膜反射。②如果强光照射眼睛，也会引起闭眼动作，这是由于强光刺激视网膜引起的，称为眩光反射。眩光反射一旦消失，往往标志着中脑损害。③恫吓反射，是指异物或一件东西突然朝眼睛袭来，人就会迅速闭眼并把头躲开，这是一种保护性反射。

 误区解读

1. 眨眼少不正常

要看具体情况。眨眼是人的生理性保护动作，将泪膜完整地涂布角膜，防止角膜表面干燥及受损。若眨眼次数低于 6 次 /min，即为不正常，角膜表面干燥可能会影响视力和产生不适症状。

2. 儿童眨眼频繁就是视力下降

不正确。需要找出儿童眨眼频繁的原因，单纯的眼表炎症及干眼引起眨眼不影响视力。但是屈光不正伴随视力不佳可能会导致眨眼，因为眨眼会使眼表光滑，保持泪膜与视力稳定。此时需要通过验光了解屈光状态，以免延误病情。

为何你总流眼泪

刚刚满 3 个月的磊磊眼睛总爱流眼泪，有时候还会有很多眼屎。磊磊妈妈告诉医生："磊磊出生没多久就有这个情况，有时候眼屎多到糊住整个眼睛，擦也擦不干净，这是怎么回事儿啊？"与此同时，赵奶奶也有无缘无故出现流泪的问题，尤其在刮风或天气寒冷的时候更加明显，身边离不开手帕，需要一直去擦拭眼泪，有时候眼睛会被擦得又红又痒，实在难受。所以，磊磊和赵奶奶为何总流眼泪呢？

小课堂 · · · · · · · · · · · · · · · · · ·

眼泪是由泪腺和副泪腺产生的，在平静状态下由副泪腺分泌为主。当受到外界刺激时，泪腺会在短时间内分泌大量的泪液。这些泪液除了湿润眼球及部分蒸发外，剩余的都由泪道引流入鼻腔。眼泪对眼睛非常重要，它不仅仅是人体保持眼睛湿润的液体，还能够维持角膜的清晰度，冲洗眼球表面的脏东西，同时还可以杀灭细

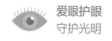
菌。当眼睛受到刺激时，眼泪会大量分泌以保护眼睛。但是过度的溢泪可能提示眼部疾病。

经常流泪的原因

（1）环境刺激：在冷空气或冷风的刺激下，泪液分泌较多，来不及从鼻腔排出，这种是属于正常的生理性流泪，不用担心。

（2）泪道阻塞：我们的泪道，包括泪点、泪小管、泪总管、泪囊和鼻泪管，泪道任何一个部位的堵塞和狭窄都会导致流泪，就像水池的下水管一旦发生堵塞或狭窄，水就会漫出水池。新生儿鼻泪管发育不完善，经常会堵塞，通常早期家长不用去医院治疗，自己按摩一下就可以促进泪道开放。但如果孩子的鼻泪管阻塞症状持续到6～9月龄，建议及时去眼科就诊。

（3）眼睑异常：老年人由于眼睑皮肤松弛，眼皮不能紧贴眼球表面，导致泪点的位置出现异常，从而使泪道的排泄功能受阻。此外，孩子的先天性睑内翻会导致睫毛倒向角膜（即倒睫），也会导致流泪。

（4）眼表疾病：比如结膜炎、角膜炎、沙眼、角结膜异物等。由于电子产品的广泛使用，不少人患有干眼、睑板腺功能障碍等疾病，都会导致流泪。

综上所述，当我们出现总流眼泪的情况，需要到眼科检查一下，看看是否存在泪道阻塞、眼睑异常、倒睫和炎症等情况，以便得到及时的处理和治疗。

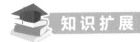

知识扩展

宝宝先天性鼻泪管阻塞，家长该如何做

婴儿期发生的先天性鼻泪管阻塞，多数在宝宝出生后 4～6 周自行缓解，也可通过按摩泪囊产生的压力来冲破封闭的残膜，促进阻塞的鼻泪管开放。按摩方法如下：第一步，用食指指腹压迫泪囊区，也就是按在宝宝的鼻根及眼睛的内眦中央的部位，往眼睛的方向挤压；第二步，用指腹沿鼻翼向下按压推挤；第三步，每天按摩 3～4 次，每次 6～8 下。按摩后，如果有脓液排出要先清洁，再滴抗生素眼药水。

如果泪囊按摩一段时间后仍有流泪、眼屎多等情况，建议家长及时带宝宝到眼科门诊寻求专业诊治。

 误区解读

流眼泪伴眼屎增多是"上火"导致的

流眼泪伴眼屎增多可不是"上火"，很可能是鼻泪管堵塞诱发的泪囊炎！由于鼻泪管狭窄或是堵塞，眼泪没有及时代谢，可能引起细菌大量繁殖，造成感染，严重时眼角泪囊的部位会红肿、流脓，甚至还会出现发热。应当引起重视，并及时就医，切勿将其当成"上火"来治，从而延误病情。

答案：1. C；2. A；3. ×

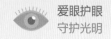
健康知识小擂台

单选题:

1. 人平均每分钟眨眼（　　）次

    A. 4 ~ 5   B. 6 ~ 8

    C. 6 ~ 12   D. 20 ~ 25

2. 过敏性结膜炎最常见的症状是（　　）

    A. 眼痒   B. 眼痛

    C. 视力下降   D. 恶心呕吐

判断题:

3. 结膜下出血时要先热敷。（　　）

角膜病及其他
眼表疾病自测题

（答案见上页）

青光眼与
白内障

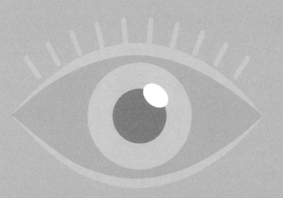

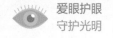
青光眼是什么眼病

张先生，男性，72岁，平日无不适。今天晚上睡前忽觉右眼胀痛，伴恶心呕吐、视力骤降，遂至医院眼科急诊就诊。经检查，张先生右眼视力为眼前手动，眼压大于60mmHg（正常眼压10～21mmHg），角膜雾状水肿伴角膜后色素沉着，中央前房1.5倍于角膜厚度，周边前房消失，瞳孔直径约5毫米，对光反射消失，晶状体混浊，其余结构看不清。医生诊断张先生为"右眼急性闭角型青光眼"。那么什么是青光眼呢？

 小课堂 ● ● ● ● ● ● ● ● ● ● ● ● ●

1. 什么是青光眼

青光眼是一组以特征性视神经萎缩和视野缺损为共同特征的疾病，病理性眼压增高是其主要危险因素。眼压升高水平和视神经对压力损害的耐受性与青光眼视神经萎缩和视野缺损的发生和发展有关。青光眼是主要致盲眼病之一，有一定的遗传倾向。在患者的直系亲属中，10%～15%的个体可能发生青光眼。青光眼主要分为三类：原发性青光眼、继发性青光眼和先天性青光眼。

2. 如何预防青光眼发作

首先建议每年进行一次眼部检查，尽早发现眼部疾病和病变。生活规律，保持良好的睡眠和饮食均衡，避免情绪过激。不要在黑暗的环境中久留，不要长时间戴太阳眼镜外出。合理用眼，避免过度劳累。使用电子产品的时间不宜过长，不要在黑暗的环境中近距离使用手机或平板电脑。

知识扩展

青光眼会影响患者的身心健康

视觉功能损害和反复眼压升高导致的眼痛会导致青光眼患者视觉相关生活质量下降，继而影响患者身心健康。青光眼患者情绪障碍特征以焦虑 / 抑郁为主，一项针对中国青光眼患者的调查表明，焦虑 / 抑郁的人青光眼患病率分别为 22.92% 和 16.40%。

正确认识青光眼

青光眼会影响视力吗

毛女士今年 40 岁，日常工作强度大且经常加班，最近经常自觉眼红、眼胀不适，戴了眼镜也看不清，以为近视度数加深，遂至眼科门诊就诊。经医生检查后发现其左眼眼压高达 28mmHg（正常眼压值 10 ~ 21mmHg），进一步检查显示毛女士左眼视野范围受损，被诊断为"原发性开角型青光眼"。那么青光眼对视力损害有多大？

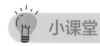
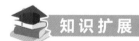

1. 青光眼是怎么"偷走"视力的

原发性开角型青光眼是一种由于眼压升高而致视盘、视网膜神经纤维层损害，视野缺损的疾病，是不可逆的致盲眼病之一。其特点是，眼压升高，房角却始终开放，视杯/视盘比值（杯盘比）增大。本病病情进展相当缓慢，且无明显自觉症状，故不易被早期发现，部分患者直到视野明显损害后才就诊。多见于 20～60 岁的患者，男性略多于女性。由于此型青光眼发病机制尚未明确以及病程进展的特殊性，导致其诊断和治疗具有一定难度。

2. 如何治疗原发性开角型青光眼

有青光眼家族史的患者可定期监测眼压、房角和眼底视盘情况。如发现异常需及时对症处理，积极治疗。原发性开角型青光眼的治疗大体上采用三种方法：药物、激光和手术。其中，局部药物治疗是原发性开角型青光眼的首选治疗方式。药物治疗根据机制不同可分为：拟副交感药物、β-肾上腺素受体阻滞剂、碳酸酐酶抑制剂、α-肾上腺素受体激动剂、前列腺素衍生物，以及不同作用机制药物的联合制剂等。激光治疗包括：激光小梁成形术和睫状体光凝术等。手术治疗包括：滤过性手术、青光眼阀门植入术等。

知识扩展

原发性开角型青光眼与高度近视患者存在一定联系

最新研究发现，高度近视患者中出现原发性开角型青光眼的概率远远超出正常的人群。其原因可能是高度近视患者的眼轴变长，眼球壁变薄，其中一个叫"筛板"的部位同样变薄，而筛板是视神经所在的部位，筛板变薄导致眼部对眼压的承受能力变差，从而出现视神经损伤。所以高度近视和青光眼的关系非常密切，建议高度近视的患者定期到医院检查，明确是否伴随青光眼。

 误区解读

眼压正常就不会得青光眼

眼压正常也可以发生青光眼，称为正常眼压性青光眼，是原发性开角型青光眼的一种特殊类型。正常眼压性青光眼具有典型的青光眼视神经损害以及视野缺损，但眼压在正常范围内。因其眼压不高，患者无不适症状，易被漏诊。

眼压不高也会得青光眼吗

小红的奶奶今年 65 岁，奶奶在晚上睡觉前总会给她读故事书。小红最近发现奶奶看字越来越吃力了，戴了老花镜也看不清，于是她陪着奶奶到眼科医院就诊，经过医生仔细地检查，奶奶被诊断为"正常眼压性青光眼"。小红很困惑：为什么眼压正常还会得青光眼这个疾病呢？

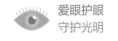
 小课堂 •••••••••••••••••••••••

正常眼压性青光眼是怎么回事儿

眼压的正常范围在 10 ~ 21mmHg 之间，由于每个人的体质不同，其视神经对眼压的耐受能力有所不同，即发生青光眼的风险也不同。因此，需要以患者视神经对眼压的承受度为重要参考。经过不断深入研究发现，眼压已不能作为诊断青光眼的唯一标准，即使正常范围内的眼压也会出现视神经的损伤，这种现象就被称为"正常眼压性青光眼"。有研究表明，正常眼压性青光眼约占开角型青光眼的 70%，且在疾病早期无明显自觉症状，因此较容易延误最佳治疗时机。

 知 识 扩 展 ///

1. **正常眼压性青光眼的症状有哪些**

正常眼压性青光眼早期通常没有症状，但疾病进展期查体会发现视野缺损、视盘改变伴全身其他疾病等。①视野缺损：正常眼压性青光眼患者早期视野可有重复性旁中心暗点。随着病情进展，周边部视野逐渐受损，最后可仅剩中央视野（管状视野），只能看清眼正前方的事物而看不到周边的事物。②视盘改变：正常眼压性青光眼可见视盘出血、视盘周围萎缩等情况。③伴全身其他疾病：正常眼压性青光眼患者多伴有低血压（特别是低舒张压）、激素水平改变及血液流变学改变，甚至血管痉挛性疾病，如偏头痛、雷诺现象、缺血性血管疾病等。

2. 正常眼压性青光眼如何治疗

虽然正常眼压性青光眼具有隐匿性较强、难治疗等特点，但治疗方法与其他类型的青光眼是一样的，主要是药物、激光或是手术治疗，主要目的都是为了降低眼压，从而保护视神经。有专家指出，眼压降低 30% 时可以有效延缓患者视野损伤的进展率。虽然青光眼造成的视力损伤是不可逆转的，但只要早期发现、合理治疗，多数患者可一直保持现有的视功能。除可以选择以上治疗方法外，还可通过日常护理来缓解症状，以免病情发展过快。

3. 日常生活中应该怎么做

日常要加强预防，保持情绪稳定，规律作息，均衡饮食，多吃新鲜的蔬菜水果，改善营养不良的状态。血流异常者，可口服改善视神经血流灌注和促进神经营养等的药物，以帮助改善视野。

青光眼的治疗方法有哪些

胡大姐今年 60 岁，几天前突然感觉左眼胀痛，伴有头痛。起初她觉得休息一下就会好，可是过了一阵子发现眼痛缓解不了，于是赶紧到医院做检查，当地的眼科医生告诉她："你这是青光眼发作，要赶紧用药！"经过几天的治疗，医生告诉胡大姐，目前症状暂时用药物控制住了，但是仍然需要手术治疗，建议她到大医院赶紧安排手术。青光眼必须手术治疗吗？

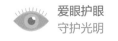
 小课堂 ○ ◎

1. 青光眼的分类

青光眼的分类方法有很多，可根据病因来分，比如原发性或继发性；也可根据发病缓急来分，比如急性或慢性；还有根据临床特点来分，比如开角型或闭角型。医生在进行诊断时，还可能进行这些分类的组合，比如原发性急性闭角型青光眼、原发性慢性闭角型青光眼等。不同类型和程度的青光眼，治疗措施并不相同，有些可能仅用药物治疗，有些则可能需要手术治疗。

2. 青光眼的药物治疗

降低眼压是目前治疗青光眼的主要目的。降低眼压有两个途径：一是减少眼内液体的生成；二是促进眼内液体的排出。各种降眼压药物通过改变眼球结构、减少眼内房水分泌、增加房水引流、脱去玻璃体水分等机制来降低眼压。另外，医生还可能使用一些保护视神经的辅助药物。

对于一些其他疾病或因素引起的继发性青光眼，治疗原发疾病或去除诱因也很重要，比如糖尿病、眼缺血、病毒感染、眼内炎症、局部或全身药物作用等等。

3. 青光眼的手术治疗

当药物治疗仍无法控制青光眼病情进展，则需要考虑手术治疗。手术的主要目的同样是增加眼内液体的排出，可通过改变房水引流途径，或植入特殊的装置来增加房水引流。另外，对于眼科检查发现眼前房结构狭窄的人，由于容易患闭角型青光眼，可以通过在虹膜周边打激光的方法来增加引流通道，可能有一定的预防作用。

4. 白内障手术预防青光眼

白内障是眼球的晶状体产生了混浊，需要手术摘除。但是晶状体除了会发生混浊之外，厚度也会随着年龄的增长而增加，甚至会发生"膨胀"。当晶状体的体积越来越大，就可能把眼睛360°房角推挤关闭。房角是眼内的液体流出眼外的主要通道，当房角关闭眼睛里的水流不出去，就会导致眼压升高，引起青光眼发作。除了疼痛外，眼压升高到一定程度，还会破坏角膜内皮细胞、瞳孔括约肌和视神经，严重的话会导致不可逆的视力损伤，甚至失明。所以，及时将白内障摘除，不但能改善视力，还可预防闭角型青光眼发作。

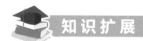 知识扩展

青光眼筛查

由于很多青光眼早期并没有症状，成年人应该每年进行一次眼科体检。医生会通过检眼镜观察眼底视盘的情况，评估视杯/视盘的比例来判断是否疑似青光眼。如体检发现这个比例有问题，则需要到眼科门诊进一步检查，包括视力、眼压、视神经纤维层厚度检查、视野检查等，来确定是否有青光眼。

开角型青光眼的发病机制并未完全阐明，近年来学者们对青光眼的源头病因在进行新的探索，所以青光眼患者遇到不同的医生解释可能并不完全相同。对于这些问题患者不必过于纠结，观点不完全一样是合乎情理的。另外，青光眼的诊断和分析是一项非常专业的工作，凭借网络信息做自我判断，常常容易"误入歧途"。青光眼患者需到医院定期复诊，请专业医生做定性定量的分析，避免误判误治。

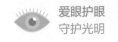 误区解读

1. 只有老年人才会得青光眼

因为多数闭角型青光眼的发生和白内障相关，确实是老年人的发病率更高一些。但其他年龄段甚至婴幼儿也可能得青光眼，比如先天性青光眼，以及一些感染、外伤、药物原因引起的继发性青光眼。

2. 青光眼一定会"瞎"

很多人一听到自己可能有青光眼，就害怕失明，从而产生焦虑情绪。也有人听到医生说自己可能有青光眼需要进一步检查，觉得自己视力很好，不可能是青光眼，就毫不在意。其实，不同类型和程度的青光眼表现也不同，例如闭角型青光眼在还没有发作时（临床前期）并没有症状，可以通过一些医疗手段干预来预防发作，有可能彻底解除发作风险。对于已经发生的青光眼，在早期视神经损伤不是很严重的时候，也可能没有症状，不影响视力，但是需要及时干预来控制住病情，防止视神经的进一步损伤。需要注意的是，一旦怀疑或确定有青光眼，就需要定期到医院复查评估青光眼的进展情况。如果医生开具药物，不可以自行随意停药，避免产生不可逆的视力损伤。

什么是白内障

奶奶最近总说看不清了，不管是看电视、看报纸，还是做针线活，都开始变得困难，就算戴上"老花"镜也不大管用。

爸爸想带奶奶去看医生，可奶奶说，年纪大了，患白内障是正常的，不用去医院。奶奶真的得白内障了吗？白内障需要治疗吗？

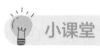

小课堂

1. 什么是白内障

眼球内部有一个变焦的"镜头"，医学上称之为晶状体。白内障是晶状体退行性变性的一种疾病，通常由年龄、遗传、外伤、糖尿病等原因引起。患者的晶状体逐渐变混浊，让视物变得模糊，视力越来越差，发展到最后可引起失明。白内障是全球发病率最高的致盲性眼病之一，但又是可治疗的眼病，手术可以让白内障患者重新获得清晰的视力。年龄增长是引起白内障最主要的病因，绝大多数 60 岁以上的老年人都有不同程度的晶状体混浊。

2. 为什么会得白内障

白内障可分为先天性和后天性。先天性白内障多和遗传、环境因素有关；后天发生的白内障可由老化、紫外线过度照射、糖尿病、高度近视、外伤、眼内炎、免疫与代谢异常、中毒、辐射、药物等因素引起。最常见的老年人白内障，就是因年龄增加引起晶状体退化变性从而发生混浊，即年龄相关性白内障，或称为老年性白内障。

3. 白内障的主要症状和表现

白内障的主要症状就是视力下降，表现为单眼或双眼无痛性、渐进性的视力下降。进入进展期后，患者可能会感到眼睛对强光特别敏感。白内障还会引起色觉的变化，细心的患者可能会注意到看

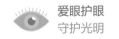
东西颜色的变化，特别对黄色或褐色感觉明显。因为双眼的白内障通常不是同步发展的，可能先影响一只眼睛，导致双眼看东西的清晰度和视力不同。患者经常觉得需要更明亮的光线才能看清物体，可能会注意到夜间视力下降，特别是在光线比较暗的环境下，看东西特别吃力。患者在注视光源时，可能会看到光晕或光环。早期的白内障患者会发现自己需要更频繁地更换眼镜，配好一副眼镜看清楚东西的时间不久，又觉得不对劲了，需要重新配眼镜。

4. 诊断白内障需要做哪些检查

基于眼科的视力和裂隙灯检查可判断白内障的严重程度。另外还需要做眼压、眼底、OCT、角膜内皮细胞、眼部 B 超、角膜形态学和眼球生物学测量等检查，判断是否合并其他眼病，从而为手术方案的设计和人工晶状体度数的测算提供依据。

5. 如何治疗白内障

药物对延缓白内障发展作用甚微，尤其是白内障开始影响视力或干扰视功能时，药物无法发挥治疗作用。白内障早期的药物治疗，主要是针对减轻眼睛的疲劳和不适感。当因白内障导致视力下降影响到生活和工作品质时，最彻底和可靠的治疗方法是手术。白内障手术中，医生将患者混浊的晶状体取出，然后用人工晶状体进行替换。绝大部分的白内障患者经过手术后都可以明显提高视力甚至让视力恢复正常。最常用的手术是白内障超声乳化摘除联合人工晶状体植入术，这是目前世界上最成熟、开展最广泛的手术方式，是白内障首选的治疗方案。目前，人工晶状体技术的飞速发展，使得白内障手术可以将近视、远视、散光、老视等问题同步解决，极大地提升了患者的视觉质量和生活质量。

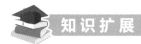

知识扩展

人眼晶状体的功能

人的眼睛就像一部照相机，它的光学系统包括一系列"镜头"，其中晶状体是最重要的镜头之一。正常的晶状体是一个透明的凸透镜，能够保证光线进入眼内，同时聚焦光线在照相机的"底片"——视网膜上成像，从而让我们看清楚外界的物体。

晶状体的另一个重要功能就是"调节"。人眼能够通过改变晶状体的厚度来改变其折光能力，从而能够看清从远到近不同距离的物体，达到"无极变焦"的能力。直到现在，我们也没有发明出像晶状体这样单个"镜头"即可达到无极变焦的技术。

误区解读

1. 老年人视力下降就是白内障

虽然老年人得白内障很普遍，但是引起老年人视力下降的远不止白内障一种疾病。由于眼睛的结构复杂精妙，很多"零件"出了问题都可能引起视力下降，比如角膜、视网膜、视神经等。老年人视力下降，尤其是突然的视力下降或者伴有其他问题，如眼红、眼痛、头痛等，一定要及时去医院就诊，以免耽误其他眼病的诊治，导致不可逆的视力损伤，甚至永久失明。

2. 白内障要等"熟了""老了"再手术

这是几十年前的旧观念，现在已经变成错误的观念。现代白内障手术是微创手术，白内障"养老"了以后，坚硬的晶状体可能不

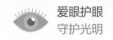
适合微创手术，也可能导致手术难度增加、出现并发症的概率变大、术后恢复变慢，手术效果可能变差。而且白内障"养老"的过程当中容易诱发其他眼病，比如青光眼、葡萄膜炎，也会导致失明。所以目前认为，开始影响视力或者视觉质量的白内障，就可以考虑手术治疗。

白内障为什么不能等到"成熟"再做手术

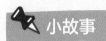 **小故事**　　**古人对白内障的认识**

我国唐代王焘编著的医书——《外台秘要》中有对白内障的记载："……不痛不痒，渐渐不明，久历年岁，遂致失明。令观容状，眼形不异，唯正当眼中央小珠子里，乃有其障，作青白色，虽不辨物，犹知明暗三光，知昼知夜……"其准确描述了白内障无痛性渐进性视力下降、仍能够感知光线及晶状体混浊等临床特点，足见古人的医学智慧。

高度近视适合做白内障手术吗

陈阿姨今年60岁了，从年轻时就一直有900多度的近视，常年配戴着厚厚的眼镜，不仅给平时的生活带来很多不便，摘下眼镜更是人脸都看不清楚。近两年不仅视力逐渐下降，看东西还雾蒙蒙的，医生说她得了白内障，建议做白内障手术。陈阿姨很担心，高度近视适合做白内障手术吗？有什么风险吗？

小课堂

1. 高度近视做白内障手术后可以不戴眼镜吗

高度近视做白内障手术通常能够摘掉眼镜。有很多高度近视的患者比较痛苦，由于近视度数越高框架眼镜边缘越厚，高度近视的患者需要配戴厚重的眼镜，不仅影响美观，并且当眼球向侧面看东西时需要透过厚的边缘，从而影响视觉效果，甚至有的会产生眩光和五颜六色的棱镜效应，即使配戴隐形眼镜矫正视力，也存在角膜受损、感染的风险。

高度近视患者有白内障等疾病时，在白内障手术过程中摘除原有混浊的晶状体后，可以按照患者的眼轴长度、屈光状态，选择合适的人工晶状体植入，既可以治疗白内障，同时可以矫正近视及散光。根据患者需求和眼部条件，如果选择单焦人工晶状体，可以实现看远摘镜或者看近摘镜。甚至如果眼部条件、年龄条件及经济条件较好，可以选择看远看近都不戴镜的双焦人工晶状体，也可以选择能满足看远、中、近不同距离需求的三焦人工晶状体或者连续视程人工晶状体等，可以实现完全摘镜。

2. 高度近视做白内障手术有什么优势吗

当我们配戴近视眼镜后，会发现看到的事物都变小了一点儿，度数越高越明显。这是由于近视矫正镜片是利用凹透镜的原理起到聚光的作用，戴上凹透镜后，看到的东西会比正常尺寸偏小。高度近视，尤其是超高度近视患者通过镜片看到的事物更是又远又小，视觉质量较差，有的还会由于眼睛酸痛、头晕、只能配戴欠矫的眼镜。因此，部分高度近视患者选择配戴角膜接触镜来改善这种现

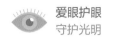
象。而通过白内障手术植入合适的人工晶状体后，由于人工晶状体非常薄且距离眼球光学结点更近，可以大幅度改善成像大小，看到的东西很大程度上还原真实物象，提高患者视觉质量。

 知识扩展

1. **什么是高度近视**

近视度数超过 600 度称为高度近视，近视度数大于 1 000 度为超高度近视。高度近视不仅让患者戴上了厚厚的眼镜，有些还引发了如后巩膜葡萄肿、脉络膜新生血管、黄斑裂孔、眼底出血、黄斑劈裂、视网膜脱离等一系列眼底并发症，造成严重的视力损害，若不及早发现与治疗会导致不可逆性失明。

2. **高度近视人群为什么白内障发病年龄偏早**

高度近视的患者由于其眼轴增长，眼内结构、功能和分子表达发生相应变化，晶状体的营养和代谢会受到影响，所以会比正常人更早发生白内障。此外，高度近视往往伴有眼底疾病，部分治疗眼底疾病的手术也会加速白内障的发展。

 误区解读

每一位高度近视患者都适合做白内障手术

此说法错误。有些人认为，白内障患者早晚都要做手术，既然白内障手术有那么多优点，应该早点做完，实现摘镜自由。但是，高度近视患者往往伴有眼底疾病或其他眼病，若严重影响视力、预后不佳的情况下，即使做了白内障手术，视力也难以提高。此外，高度近视白内障患者做白内障手术，也面临很多风险。例如，高度近视的患者可能存在视网膜变性，做白内障手术后因眼内环境发生改变，出现继发性视网膜裂孔、甚至视网膜脱离的风险增大。此外，高度近视的患者眼球增大，眼球壁变薄，手术中前房不稳定，悬韧带松弛等，手术可能会有一定的并发症风险。但总体来说，高度近视白内障患者手术安全性仍然较高。因此，高度近视患者应完善术前检查，评估是否适合做白内障手术。

白内障单焦和多焦人工晶状体怎么选

"医生，我的邻居告诉我，他做白内障手术装了多焦人工晶状体，看东西可好啦，看电视也清楚，'老花'镜也不用戴了。但是我老伴儿多年以前做白内障手术装的单焦人工晶状体，看手机还是需要戴'老花'镜，是不是多焦人工晶状体比单焦人工晶状体更好啊！您帮我评估一下，我这次手术也可以装多焦人工晶状体吗？"

 小课堂

1. 人工晶状体的分类

人工晶状体是指在白内障手术中用来代替被摘除掉的自身混浊晶状体的一种医疗器械。人工晶状体的种类有很多，按功能大致来分，可以分成单焦人工晶状体、多焦人工晶状体、连续视程人工晶

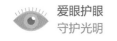

状体及散光矫正人工晶状体等，而多焦人工晶状体包括双焦人工晶状体、三焦人工晶状体。

2. 各类人工晶状体的功能及适应人群

（1）单焦人工晶状体

只有一个焦点，看远不戴镜，或者看近不戴镜，需二者择其一。适合愿意在部分生活场景里配戴眼镜，或者合并有其他眼部疾病不适合植入多焦人工晶状体的患者。通常大部分老年人为满足买菜、看电视等日常生活需求，选择获得较好的远视力，但是看手机、书报等近处物体时，需要配戴"老花"镜。如果患者对看近需求较多，不愿意术后戴"老花"镜，又不适合多焦人工晶状体，可以与手术医生沟通，设计保留一定近视度数的人工晶状体，实现看近不戴镜，但看远可能需要配戴近视镜矫正。值得一提的是，双眼白内障手术患者，若选择单焦人工晶状体，在经验丰富的医生指导下，可以选择一只眼足矫满足看远需求，另一只眼保留一定度数满足看近需求，但这同样需要患者良好的适应能力才能达到理想效果。

相对禁忌证：患有严重影响视力的眼部疾病，2岁以下儿童及眼部条件不适合植入人工晶状体的患者，如小眼球、瞳孔明显异常和眼部活动期炎症等。

（2）多焦人工晶状体

1）双焦人工晶状体：有2个焦点，解决看远及看中，或者看远及看近的视力问题。基本满足老年人日常生活，但有些中距离视力范围内，无法看电脑或者做家务等。有些近距离视力范围内仍需戴镜，比如看手机、书报、手表等。适合对远、近距离有较高视觉需求的老年人，能接受一定范围内可能需要戴镜。

2）三焦人工晶状体：具有 3 个焦点，植入人工晶状体后，不配戴眼镜可以获得看远、看中、看近甚至很好的全程视力。术后基本满足驾车、看手机、做家务等多种用眼需求，术后一般无须配戴眼镜，适合对远、中、近距离均有较高视觉需求的人群。

多焦人工晶状体有很多优点，当然也有不足之处。有些患者可能无法适应人工晶状体带来的视觉效果，会有眩光、光晕、对比敏感度稍低等不适的情况，因此多焦人工晶状体有一些相对和绝对禁忌证。术前医生需要做一系列检查评估是否适合植入，比如瞳孔大小、高阶像差，Kappa 角、Alpha 角的大小等。

相对禁忌证：患者有糖尿病视网膜病变、视网膜静脉阻塞、视网膜脱离或手术史，或者有眼底疾病可能需要激光治疗等，均不建议植入多焦人工晶状体。术前检查不满足条件，例如瞳孔、Kappa 角、像差等数据过大不适宜植入。此外，有些患者对阅读的质量要求比较高、需要夜间驾车及屈光状态不稳定的成人及儿童，均不建议植入多焦人工晶状体。

3. 连续视程人工晶状体

连续视程人工晶状体，也叫景深延长型人工晶状体，原理分别基于小阶梯衍射、波前像差、小孔成像等，目的是实现远、中、近 3 个视程均看清楚。连续视程人工晶状体有诸多优点，但其对患者本身眼部条件及手术医生要求也较高，需要到更专业的医院评估和诊治。此外，此类人工晶状体价格更贵一些，这些都是患者需要考虑的因素。

相对禁忌证：合并各种眼部疾病影响视力及视功能的患者，对白内障手术没有合理预期、追求完美的患者。

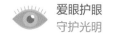

4. 散光矫正人工晶状体

无论选择的是单焦还是多焦人工晶状体，都可以选择带散光矫正功能，解决眼睛散光的问题。

 知识扩展

1. 白内障手术为什么要植入人工晶状体

白内障手术中需要将眼球内部自身混浊的晶状体取出，并植入透明的人工晶状体，以使患者的视力得以提高。如果手术不植入人工晶状体，而只是摘除混浊的晶状体，就会导致患者术后呈高度远视，视力无法得到恢复。就好比一台照相机，一个镜头坏了，只取出损坏的镜头，如果不重新安装一个合适的镜头，是不会照出清晰物像的。

2. 什么是远、中、近视力

（1）远视力：是指看远处的视力，通常要站在 5 米或 5 米以外进行远视力的测试。日常生活中看电视、看远处风景、运动时均用到远视力。

（2）中视力：一般是指注视 60 厘米左右距离的视力。比如车的仪表盘、电脑屏幕的距离。

（3）近视力：一般是指注视 30 厘米左右距离的视力，如看手机、看书，现代生活中近视力使用得很多。

误区解读

人工晶状体功能越多，价格越贵越好

此说法错误。很多人认为，选人工晶状体就像选商品一样，功能越多、价格越贵越好。其实并不尽然。选择多焦人工晶状体的主要目的是术后不需要再配戴眼镜，看远、看近都比较清晰。但多焦人工晶状体为了实现远、中、近多个距离都能看清，用人工晶状体上一圈一圈的衍射环进行了分光，所以会产生一定的光晕和对比敏感度下降的问题，例如看书会感觉字体变细、颜色变淡，需要患者逐渐适应。但在长期随访中，绝大部分人都感觉视觉质量较好，一些比较敏感的人群可能会有一定的困扰。因此，该手术对于植入多焦人工晶状体的患者及其眼部条件要求也较高。总而言之，各种人工晶状体都有其优缺点及适合的人群，人们应当选择适合自己的而非价格更高的。

白内障会复发吗

花花爷爷2年前做了白内障手术，术后视力提高很多，出门晨练、接送孙子、买菜做饭都没问题。但是最近，爷爷眼前又出现了雾蒙蒙的感觉，像有一层膜覆在眼睛上一样。花花爷爷感到疑惑，难道是白内障复发了？

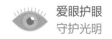
💡 小课堂 ● ● ● ● ● ● ● ● ● ● ● ● ● ●

1. 什么是后发性白内障

后发性白内障指白内障术后，残余的晶状体上皮细胞沿着晶状体的后囊膜逐渐伸展、迁移、发生纤维化，导致后囊膜变得不透明，从而导致视力下降。后发性白内障又称后囊膜混浊（posterior capsule opacification，PCO）。PCO 已经成为影响白内障术后视力预后的重要因素，不仅引起患者视力再度下降，甚至可能致盲。

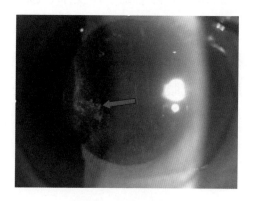

白内障术后后囊膜混浊

2. 后发性白内障是如何形成的

做白内障超声乳化手术时，需要取出原来已经混浊的晶状体，但是需要保留晶状体的囊袋，再植入新的人工晶状体于囊袋内，才能保证人工晶状体完美的生理位置。随着术后时间推移，由于囊袋内残留的晶状体上皮细胞发生移行，使囊袋的后囊膜部分慢慢发生混浊，患者会感觉眼前像又罩了一层毛玻璃样的模糊，即后发性白内障。

3. 后发性白内障发病率高吗

并不是每一个白内障术后患者都会得后发性白内障。一般年龄越轻，晶状体的上皮细胞再生能力越强，发生后发性白内障的概率也就越高。因此在临床上，八九十岁的老人得后发性白内障的概率较小，而先天性白内障的患者后发性白内障的发病率几乎是100%。

 知识扩展

1. 如何治疗后发性白内障

后发性白内障症状较轻者可观察，若症状明显且影响工作和生活，可行钇铝石榴子石晶体（yttrium aluminum garnet crystal，YAG）激光后囊膜切开或切除术，这是目前治疗后发性白内障的有效方法之一。其原理为：应用 YAG 激光的"爆破"作用将遮挡视线的不透明膜"点开一个小孔"，消除这层膜对光线的遮挡及对视力的影响。由于此项治疗通常在门诊进行，需要患者的配合。当患者年纪太小无法配合，或者遮挡光线的不透明膜太厚实，YAG 激光无法穿透，则需要进行手术，将这层厚厚的不透明膜切除。

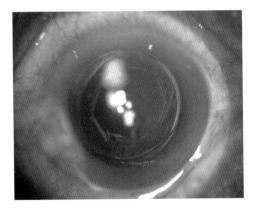

YAG 激光后囊膜切开术后

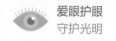

2. 后发性白内障能避免吗

目前后发性白内障没有特效的预防方案，改变不良生活方式和生活习惯对预防后发性白内障有一定作用。建议患者白内障术后戒烟戒酒，阳光下配戴太阳镜，避免强光刺激，室内灯光要柔和，平时要保证休息，避免用眼过度，不要长时间在室外工作。

 误区解读

后发性白内障是手术没做好，白内障复发了吗

后发性白内障不是手术没做好，而是指白内障术后囊膜逐渐发生混浊。后发性白内障通常是不可通过第一次手术操作避免的，是由囊膜上皮细胞移行引起的。而白内障是指晶状体出现混浊，白内障手术过程中已经将混浊的晶状体摘除，晶状体不可再生，所以白内障是不会复发的。

小宝宝也会得白内障吗

刚出生的宝宝乐乐非常可爱，活泼好动，是全家的"小开心果"。但是乐乐经常歪头看东西，爸爸妈妈觉得是小孩子的"毛病"，也没有太在意。可是有一天晚上睡觉前，乐乐的爸爸妈妈发现他眼睛的黑眼珠上有"白点"，非常着急。他们想，乐乐的眼睛是出什么问题了吗，他长大以后还能看得见吗？

小课堂 . . . .

1. 什么是先天性白内障

眼睛的结构就像照相机，晶状体相当于相机的镜头，白内障就是晶状体发生混浊导致了视物模糊。如果宝宝出生时或出生 1 年内出现了晶状体混浊就是先天性白内障，是造成儿童失明和弱视的主要原因。

2. 如何识别孩子有没有得先天性白内障

首先，看宝宝黑眼珠上有没有"白点"。平时细心观察，宝宝的眼睛是否能够随着物体或光线的移动而移动。还要关注宝宝眼睛有没有不受控制地摆动、斜视，平时是否有怕光、经常歪头看东西等表现。如果宝宝出现以上情况，就需要尽快到医院做一下详细的眼部检查。

 知识扩展 ///

先天性白内障的病因

先天性白内障的病因非常复杂，遗传是其中最主要的因素。除此之外，母亲孕期发生风疹、水痘等病毒感染或服用过某些药物，宝宝发生过宫内缺氧、有早产和吸氧史、维生素 D 缺乏等都可能是导致宝宝发生先天性白内障的原因。还有一些原因尚不明确。

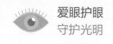

误区解读

孩子眼睛上有"白点"就是先天性白内障

不准确。对于小孩子来说有很多眼部疾病都会表现为眼睛上出现"白点",如先天性白内障、视网膜母细胞瘤、感染性眼内炎等等,只是说先天性白内障是较常见的疾病。所以当发现孩子眼睛上有"白点"时,应该及时带孩子到医院进行详细的眼部检查。

宝宝得了先天性白内障应该怎么办

乐乐确诊了先天性白内障,爸爸妈妈非常着急,想要带他到医院再仔细进行检查,制订治疗方案。但是乐乐年龄太小,不能很好地配合医生做眼部检查,影响医生对疾病的诊疗。乐乐爸爸妈妈应该怎么做才能更好地配合医生呢?

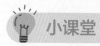

小课堂

1. 正确使用水合氯醛的方法及注意事项

3岁以下的宝宝无法配合医生的检查,往往需要水合氯醛镇静麻醉。水合氯醛的使用包括口服和灌肠两种方式。口服用药前2小时不要给宝宝喂奶、喝水、吃东西,避免喂药时发生呛咳。灌肠用药前家长要告知医生宝宝最后一次排便时间,近期是否有胃肠道不适。宝宝入睡5~10分钟后可以带至诊室进行检查或治疗。

水合氯醛属于镇静药物,是严格按照宝宝的体重使用的,不管镇静成功与否，一天只能用药一次。使用后要在宝宝完全清醒后才可以喂水，无呛咳情况下可以给流质或半流质食物。若宝宝还未清醒，要在观察区等候，不能离开医院，以便观察宝宝用药后的不良反应。

2. 如何给宝宝滴眼药水

滴眼药水是眼科疾病重要的治疗手段之一，也是术前术后不可或缺的重要步骤。首先要清洗双手，核对药名和眼别。打开瓶盖倾斜放置，避免瓶盖口朝下造成污染。固定好宝宝头部和双手，轻拉宝宝下眼睑，露出红色的"结膜囊"，滴 1 ~ 2 滴药液到结膜囊内，不要将眼药水直接滴在角膜或眼皮上。注意瓶口离眼睑 1 ~ 2 厘米，不要接触到眼睑、睫毛，避免眼药水被污染。如果同时使用多种眼药水，则每种药水之间需要间隔 5 ~ 10 分钟。

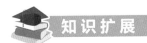

知识扩展

如何给宝宝测视力

不同年龄段的宝宝有不同的视力检查方法。对于 3 岁以下的宝宝，使用 Teller 视力卡进行检查。它是一种客观的视力检查方法，医生通过看宝宝对视力卡不同粗细条纹的反应即可判断宝宝的视力。对于 3 ~ 6 岁、尚不会识别 E 字视力表的宝宝，使用儿童图形视力表进行检查。图形视力表由宝宝常见的图形，如心形、长方形、圆形等图形组成，通过宝宝对视力表中由大到小图形视标的识别即可粗略判断宝宝的视力。对于 6 岁以上的宝宝，可以和成人一样使用我们常见的 E 字视力表进行视力检查。

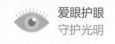

误区解读

水合氯醛会影响宝宝大脑发育

不正确。水合氯醛是一种较安全的镇静催眠药，在临床中广泛用于婴幼儿镇静，可引发近似生理性的睡眠。镇静效果强、吸收快，通常服药后 10～20 分钟即可入睡，可持续 6～8 小时。药物半衰期较短，排泄较快，不易蓄积中毒，正确的用法用量下一般不会有明显毒副作用，对患儿的神经系统也无影响。

"先白"宝宝做手术需要注意些什么

经过详细的眼部检查和医生的诊断，乐乐需要手术治疗先天性白内障。他的爸爸妈妈非常担心，不知道术前、术后需要做什么，手术后乐乐是不是马上就能看见了？

小课堂 ● ● ● ● ● ● ● ● ● ● ● ● ● ● ●

1. 先天性白内障术前需要注意什么

术前要带宝宝到麻醉门诊进行麻醉评估。手术当天一定要按照麻醉师的要求给宝宝禁食禁饮，避免术中发生呕吐、呛咳导致窒息等严重并发症。此外，为了预防感染，术前 3 天，必须按时给宝宝双眼滴抗生素眼药水，每天 4～6 次。

2. 先天性白内障术后需要注意什么

麻醉苏醒后，医护人员会将宝宝送回病房，宝宝在麻醉恢复期可能会出现低热、昏睡、烦躁等表现。家长要先给宝宝喂少量水并细心观察宝宝的情况，待宝宝完全清醒后再给宝宝喝水、吃奶，若有异常应及时呼叫医生。

出院回家后，注意宝宝的眼部卫生，不要让宝宝用手揉眼睛，避免用纸巾擦眼睛，避免脏水入眼。注意不要让宝宝的眼睛受伤，尽量在家长的陪护下活动。最重要的是，一定要按照医嘱给宝宝滴眼药水并在术后定期来医院复查。如果术后宝宝出现胀痛、头痛、恶心、呕吐、烦躁、哭闹等症状，需要及时来院复查。

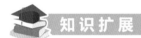 知识扩展

并不是所有先天性白内障都需要手术

先天性白内障的表现形式是多种多样的，不是所有的类型都需要手术。总的来说，如果晶状体混浊程度较轻、不位于视轴区、对视力发育影响较小的可以采取保守治疗；如果晶状体混浊程度严重，对视力发育影响较大，则需要进行手术治疗，比如全白白内障、核性白内障等。值得一提的是，不管是否手术，先天性白内障的宝宝都需要严密随访、定期到医院复查，医生会根据宝宝眼睛的情况进行评估并指导治疗。临床研究发现，0～12岁是宝宝视觉发育的关键期和敏感期，正确的治疗方案可以帮助先天性白内障宝宝获得较好的预后视力。

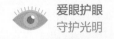
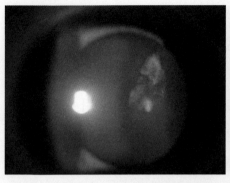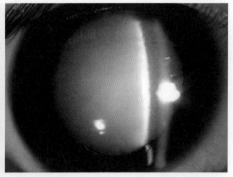

白内障程度轻微，可以暂不手术（左）；

白内障程度严重，有严重的致盲和致低视力风险，需要尽快手术（右）

"先白"宝宝做完手术就万事大吉了吗

乐乐的手术顺利完成了，眼睛里的"白点"没有了，但是手术后却没有像爸爸妈妈之前想的那样立马就能看见了，这是怎么回事儿呢？是手术失败了吗？

 小课堂 • • • • • • • • • • • • • • • • • •

1. 先天性白内障术后随访要点

与成人白内障不同，先天性白内障需要长期定期复查。如果宝宝不需要手术治疗，那么建议每3个月到医院复查一次。如果需要手术治疗，则术后1周、1个月、3个月，以及每3个月到半年复查一次。复查内容主要有：视力、眼压、眼睛发育情况及术后有无并发症。先天性白内障术后常见并发症有术后炎症反应、后发性白内障、继发性青光眼等。但如果及时发现，得到有效治疗，通常可以得到良好的恢复。

2. 术后视觉康复训练有哪些

由于宝宝的眼睛在不断发育，先天性白内障宝宝术后必须进行及时的屈光矫正。每次复查时需要验光，根据宝宝眼睛度数的变化及时更换眼镜。屈光矫正的方法主要有：戴框架眼镜和硬性角膜接触镜即 RGP 镜片。对于单眼的先天性白内障宝宝，如果家长可以很好地进行护理，RGP 镜片是更好的选择。对于术后无晶状体眼的宝宝，要根据眼睛发育情况和医生的建议，择期进行人工晶状体植入手术。

除了屈光矫正外，由于白内障的遮挡易导致患儿出现视觉发育异常（即弱视）。因此为了恢复视力，弱视治疗也非常重要，方法主要有：遮盖训练、精细训练、弱视治疗仪等。只有通过长期有效的弱视训练才能达到更好的视力提高效果。

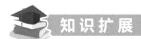 知识扩展

框架眼镜和 RGP 镜片如何选择

2 岁前的患儿一般只进行白内障摘除术，不会安装人工晶状体，术后眼球处于高度远视状态。由于患儿的眼球还在不断发育，需要术后配戴眼镜提高视力。但是由于度数较高、镜片厚重，会出现视物变形。对于单眼白内障术后无晶状体眼患儿来说，术后患眼配戴高度远视镜片，双眼会出现严重屈光参差，物像难以融合，难以有效建立双眼立体视功能，也会造成眼球震颤、斜视、单眼弱视等情况。所以，对于单眼白内障术后无晶状体眼患儿来说，RGP镜片是较好的选择。

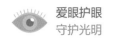
 误区解读

宝宝做完手术不需要戴眼镜也能看清

不正确。先天性白内障的手术治疗只是"万里长征"的第一步，并不是一劳永逸的。术后一定要按时复查，关注宝宝眼睛度数的变化、及时更换眼镜。这样才有利于视力发育，达到更好的治疗效果。

答案：1. C；2. B；3. ×

健康知识小擂台

单选题：

1. 以下关于青光眼的说法，错误的是（　　）

    A. 青光眼可分为急性和慢性

    B. 青光眼可以通过药物治疗

    C. 青光眼最终都需要手术

    D. 降眼压是青光眼治疗的主要目标

2. 白内障是哪个部位发生的混浊（　　）

    A. 角膜　　　　　　　B. 晶状体

    C. 虹膜　　　　　　　D. 视网膜

判断题：

3. 青光眼是一种老年疾病，年轻人一般不会得。（　　）

青光眼与白内障
自测题
（答案见上页）

眼底病与眼眶疾病

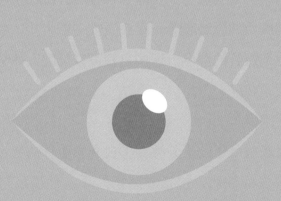

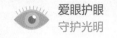
眼底病通常指哪一类疾病

小张早上照镜子的时候突然发现自己白眼珠上有一片红色的血，很是紧张，到医院跟医生说"我眼底出血了！"医生告诉他这个不是眼底出血，是结膜下出血，不用紧张。小张很不能理解，"眼底"不就是黑眼珠的下面吗？到底什么病是眼底病呢？

1. 什么是眼底

眼底是一个近代医学称谓。底（fundus），在医学上是一个解剖术语，指一个有开口的通过瞳孔能看到的眼内部分，即眼球的内部衬里。因此临床上常说的眼底是指从晶状体往后的眼球内部结构，包括视网膜、眼底血管、视盘、视神经纤维、视网膜上的黄斑部，以及视网膜后的脉络膜等。眼底是唯一能直接、集中观察到动脉、静脉和毛细血管的部位。这些血管可以反映人体全身血液循环的动态以及健康状况。

2. 什么是眼底病

目前，眼底病可作以下分类：①视网膜血管病变；②获得性黄斑相关病；③炎症性病，包括非感染性系统性疾病与感染性（病毒、细菌、真菌）病，以及其他疾病；④眼底营养障碍，包括视网膜营养障碍、玻璃体视网膜病变，以及脉络膜营养障碍等；⑤视网膜脱离；⑥肿瘤；⑦获得性视神经疾病；⑧先天性异常等。

3. 眼底病的主要症状

当有以下症状时，建议及时就医。

（1）眼前飞影，指眼前出现飘动的黑点，并会随着眼球的转动飞来飞去，好像飞蚊一般。许多视网膜变性、出血、破孔或脱离，葡萄膜炎等患者可能有眼前飞影的突然出现或明显增加。

（2）视物不清，自觉单眼或双眼视物不清。

（3）视物有遮挡感和视野缩小，感觉眼前有物体遮挡，如同被幕布遮住一般。

（4）视物变形，指看物体变形，特别是看直线时可能变成不规则曲线，常见于黄斑病变。

值得注意的是，发生眼底病时，可能并没有眼痛、眼红等明显症状。

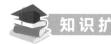 知识扩展

不只老年人会得眼底病，年轻人也会得

（1）0岁＋：早产儿视网膜病变

早产宝宝由于出生时视网膜血管发育不完全，引起了一系列病变，最终导致视网膜脱离，甚至失明。

建议：早产儿最好一出生就查眼底。

（2）20岁＋：病理性近视视网膜病变

很多人觉得高度近视不算什么，但其实高度近视人群发生视网膜脱离等的危险比普通人大得多。

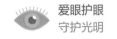
建议：平时要预防近视度数加深，还要定期检查眼底，根据病情给予激光或手术治疗。

（3）30岁+：中心性浆液性脉络膜视网膜病变

急躁、易冲动、易怒的人容易得该病。

建议：虽然有些人患该病后4～6个月会自愈，但也有人迁延不愈导致视力永久丧失。因此，建议发现患有此病后应及时就医。

（4）40岁+：糖尿病视网膜病变

糖尿病一般患病5年后，病情可能影响到眼底。

建议：糖尿病患者一定要控制血糖并定期查眼底。

（5）40岁+：视网膜静脉阻塞

一般高血压、高血脂、糖尿病、有血栓患者发病率较高。

建议：高危人群需要定期检查眼底并关注自己的视力情况。

（6）50岁+：老年黄斑变性

黄斑是人眼敏感部位，随着年龄的增加，黄斑区会出现退行性改变，对视功能造成严重损害。

建议：中年人应定期做眼部检查，发现患病及早治疗。

（7）终身：视网膜脱离

视网膜离开了它原有的位置，如果不及时治疗，会出现视野损失，甚至失明。高度近视、遗传、外伤都可能导致视网膜脱离，需要尽快手术治疗。

得了糖尿病，会不会影响视力

老丁今年 65 岁，年轻时候应酬较多，几乎天天饮酒吃大餐，一副"肩宽体圆"的模样。他在 10 年前由于体重突然下降去医院检查，被医生诊断为糖尿病。于是他按照内科医生的要求改善饮食方式，口服降糖药，但是近期他自觉视物模糊。内科医生说有可能是糖尿病影响到眼睛了，建议他到眼科就诊。老丁一脸疑惑，糖尿病和眼睛有什么关系？糖尿病还会引起视力下降吗？

 小课堂 ● ● ● ● ● ● ● ● ● ● ● ● ● ● ● ● ●

1. 什么是糖尿病视网膜病变

糖尿病视网膜病变是指由糖尿病引起的视网膜微血管病变，是一种影响视力甚至致盲的慢性进行性疾病，简称"糖网"。主要表现为眼底视网膜微动脉瘤、出血、渗出、黄斑水肿、玻璃体积血及视网膜脱离等，随着病情的发展，患者会有视力下降、视物变形、眼前黑影飘动、黑影遮挡甚至全盲。

2. 得了糖尿病视网膜病变，应该如何治疗

根据糖网不同的病变程度有不同治疗方法。糖网早期阶段，一般只需采取定期随访的方式，同时要严格控制好全身的血糖、血压、血脂等。当病情进一步进展，出现视网膜无灌注区或新生血管时，需行全视网膜光凝术，减少视网膜需氧量，防止或抑制新生血

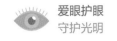

管形成。当发生糖尿病性黄斑水肿时，则需玻璃体腔内注射抗新生血管类药物或激素以减轻黄斑水肿。如果糖网进一步恶化加重，出现玻璃体积血、牵拉性视网膜脱离时则需行玻璃体切除手术治疗。

知识扩展

糖尿病与眼睛其他疾病的关系

糖尿病还会引起白内障，加速白内障的进展，使白内障比同龄人发生得早。糖尿病还可引起屈光不正，比如当血糖急剧升高时，患者可能从正视眼变成近视眼，血糖降下来后可恢复正常。有的糖尿病患者还会出现眼球运动障碍和复视，这是由于糖尿病引起的眼球运动神经麻痹造成的。此外，糖尿病还会引起青光眼、视网膜血管阻塞、视神经缺血性病变、虹膜睫状体炎等。

误区解读

只要血糖控制得好，就不用定期查眼底

研究表明，糖尿病病史达 10 年的患者，糖网发病率接近60%；糖尿病病史达 15 年的患者，发病率几乎 100%。患糖尿病时间越长，越容易引起糖网，并不是血糖控制得好就不会得糖网。一般糖尿病确诊后，平均 1 年左右进行一次眼底检查；有糖网病变者，3～6 个月进行一次眼底检查。

飞蚊症需要治疗吗

　　小刘今年 20 岁，双眼近视 700 多度。有一天，她突然发现眼前有像小蚊子一样的黑点飘来飘去，随着眼球的转动小蚊子也在飘动，这可把小刘吓坏了，以为自己的眼睛出现了严重问题。于是小刘赶紧到医院就诊，眼科医生检查后说："你这是飞蚊症，不需要治疗，定期复查就好了。"小刘一脸疑惑，"什么是飞蚊症？我为什么会得飞蚊症？飞蚊症会让我失明吗？"

 小课堂 ● ● ● ● ● ● ● ● ● ● ● ● ●

1. 什么是飞蚊症

　　飞蚊症是一种现象，表现为眼前出现黑色的或半透明的点状、小片状或者蜘蛛网样漂浮物，随着眼球的转动而跟着飘动，尤其当我们看白墙或者在户外阳光下会更加明显。飞蚊症是由于玻璃体混浊引起，混浊的玻璃体在视网膜上投射的影子被眼睛所看到，一般分为生理性和病理性。其中，生理性飞蚊症主要表现为眼前飞蚊，数量一般不会变化，且不影响视力，而病理性飞蚊症会有眼前闪光感、飞蚊数量变多、视物变形、视物遮挡、视力下降等症状。

2. 得了飞蚊症，应该怎么办

　　得了飞蚊症，首先要到医院检查，包括散瞳查眼底、眼 B 超检查等。如果是生理性飞蚊症，一般不需要治疗，定期检查即可，

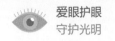
也可以在医生的指导下使用含碘类制剂改善症状，还可以行激光治疗。如果是病理性飞蚊症则要治疗相应的眼科疾病。

 知识扩展

飞蚊症的病因

飞蚊症主要分为两类：生理性和病理性。其中，生理性的飞蚊症常见于高度近视和年龄较大的人群。由于年龄的增长、老化或高度近视等因素，容易导致玻璃体液化和玻璃体后脱离，从而表现为眼前黑影飘动。而病理性的飞蚊症则是由于眼睛疾病引起玻璃体混浊，从而出现相应症状，常见的眼部疾病有视网膜裂孔、视网膜变性、视网膜脱离、葡萄膜炎、眼外伤，以及各种引起视网膜出血的眼底疾病等。

黄斑变性知多少

老丁今年67岁，近期觉得双眼看东西有些模糊，不如从前，偶尔看东西还会有一个"白点"出现。按照自己的症状上网一查，查出"黄斑变性"，十分担心的老丁赶紧跑来医院就诊，提出这样的问题——"医生，你看我是不是有黄斑，这个能治吗？"眼科医生耐心细致地为老丁检查后，诊断其为"白内障"。老丁松了口气，提了一连串的问题："白内障听说过，那这个黄斑又是什么呢？我有黄斑吗？我有没有黄斑变性？"

小课堂

1. 什么是黄斑

黄斑其实不是病，而是视网膜的一部分，处于眼睛的光学中心区，与人视线内的清晰视力直接相关。黄斑中央的凹陷，称为黄斑中心凹，是视力最敏锐的地方。由于黄斑区富含叶黄素，所以比周围视网膜的颜色要暗一些。

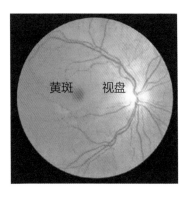

正常眼底

如果黄斑发生病变，有些人会出现视力下降、视物变形、中心暗点等症状，这才是黄斑变性。

2. 得了黄斑变性，该怎么办

通常我们所说的黄斑变性是指年龄相关性黄斑变性（age-related macular degeneration，AMD），是一种与年龄增长相关的、不可逆的致盲性眼病，是导致高龄人群失明的主要原因之一。患者多为 50 岁以上，双眼先后发病或同时发病，视力呈进行性损害，严重影响老年人的生活质量。

黄斑变性早期及时诊断治疗是关键。AMD 分为干性和湿性两种。目前，临床上没有彻底治愈干性黄斑变性的方法。值得注意的是，叶黄素和胡萝卜素有助于保护黄斑。干性黄斑变性患者，平时可以多食用富含叶黄素的蔬菜（比如玉米），以及富含胡萝卜素的蔬菜（如胡萝卜）。湿性黄斑变性的患者，首选治疗方法是眼内注射药物（俗称"眼睛打针"）。血管内皮生长因子（vascular endothelial growth factor，VEGF）是促使黄斑变性中新生血管形成

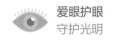

的重要因子。眼内注射抗 VEGF 药物是治疗湿性黄斑变性的一线治疗方案。眼内注药可以促使黄斑新生血管消退，减轻黄斑区出血渗出。如果湿性黄斑变性未得到及时治疗，会因黄斑区形成严重瘢痕，导致患者中心视力完全丧失。因此，早期发现湿性黄斑变性，及时眼内注药治疗是改善视力的关键。

 知识扩展

生活中如何预防及发现黄斑变性

目前认为，年龄、光损伤、"三高"、饮酒、吸烟、超重、高脂饮食等都是 AMD 发病的危险因素。老年人在光线较强的室外，可以适当配戴深色眼镜减少光损伤；同时减少吸烟和饮酒、控制体重、健康饮食都可起到预防作用。另外还可应用阿姆斯勒方格表进行自查。将方格表放在视平线 30 厘米的距离（即平时阅读看报的距离），用手（或者眼罩）遮住一眼，另一眼凝视方格表中心点。当凝视中心点时，发现方格表任何直线出现曲线、扭曲、不连续、黑影等，就可能是黄斑病变的征兆，需尽快到医院做详细的眼科检查。

 误区解读

黄斑每个人都有，黄斑变性年龄大了都会得，不用检查

黄斑确实每个人都有，黄斑变性却不是人人都会得，应当进行早期筛查。我们可以通过以下检查进行早期的筛查。

（1）视力检查：很多体检者对视力检测不够重视，尤其是单眼视力下降很容易被忽略，因而错过早期筛查眼底病的时机。

（2）裂隙灯显微镜检查：主要用于评估眼前节如结膜、角膜及晶状体等组织的健康情况。若眼前节未见异常而出现视力下降，可进一步行验光及眼底相关检查。

（3）眼底照相：眼底照相检测方便、快捷、无创，不仅可以发现早期视网膜及视神经病变，还可将病变的程度和范围记录保存，以便对照。

（4）OCT：黄斑 OCT 检查可以清楚观察到黄斑区眼底病变所在的具体位置和层次，通过视网膜结构变化推测疾病的可能性及严重程度，并能更精确地监测疾病的发展与转归。

除了"脑梗""心梗"，
还有会导致失明的"眼梗"

老刘是一位 65 岁的大伯，全身除了高血压外没有其他疾病，平时也在规律服用降压药。近段时间他多次出现"眼前一黑"的情况，每次都是持续数秒到数分钟便恢复正常，就没有在意。有一天，他突然发现右眼视力下降，只能看到光亮，且视野范围严重缩小。过了 1 个小时，右眼症状并无任何好转，他便赶紧到医院眼科急诊就诊，眼科医生检查后确诊老刘为右眼视网膜中央动脉阻塞。于是立即给予老刘扩血管、降眼压以及吸氧等保守治疗，但视力没有明显改善。在医院眼科及神经外科专家共同评估后，建议立即行右眼经动脉介入溶栓治疗。

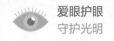

经充分沟通后，老刘及家属愿意试一试。结果，让人惊喜的是，溶栓术后，老刘即刻感到眼前比治疗前变亮了，视野遮挡范围缩小，清晰度也有所改善，他激动万分！术后第二天复查视野，可以看到视野范围较治疗之前明显增大。后续经过高压氧康复治疗，他的视野得到进一步改善。

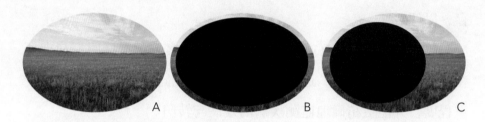

A. 老刘原来看到的视野；B. 老刘"眼梗"时看到的情况，视野明显缺失；

C. 动脉溶栓后，眼前黑影变小、变淡，视野较前恢复

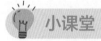 小课堂

1. 什么是视网膜动脉阻塞

视网膜动脉阻塞，俗称"眼梗"或"眼中风"，是指血栓或栓子堵塞视网膜动脉血管，导致视网膜内层的血流减少。是眼科常见造成失明的急症之一，也是发生脑血管和心血管意外的预兆。

2. 出现什么症状时要考虑视网膜动脉阻塞

和脑梗死、心肌梗死相比，"眼梗"血管阻塞的部位是眼睛。视网膜动脉阻塞出现后，不会出现疼痛，而是表现为突然的、无痛的单眼视力下降或视野缺损。大多数患者毫无征兆地出现视力直接降至只能看到眼前的手指。有些患者在发病前会出现一过性黑矇等情况。

3.　如何治疗视网膜动脉阻塞

视网膜动脉阻塞在眼科属于急症，在发病后需要进行及时有效的治疗，早期治疗可改善部分视力。传统的治疗方案包括：扩张血管（舌下含服硝酸甘油）、降低眼压（降眼压药物、前房放液）、吸氧以及抗血小板凝集等，但效果有限。近年来，溶栓治疗视网膜动脉阻塞的效果得到越来越多的肯定。理论上讲，及时地溶解血栓也可以减轻后续的视力丧失。

 知识扩展

溶栓治疗在视网膜动脉阻塞中的应用

溶栓治疗包括全身静脉溶栓和动脉内局部溶栓，溶栓药物有尿激酶、重组组织型纤溶酶原激活剂等。静脉溶栓是静脉输入纤溶酶原激活剂作用于纤溶酶原，使之转化为具有活性的纤溶酶，后者使不溶的纤维蛋白裂解为可溶性纤维蛋白碎片，从而使血栓溶解。有研究表明，和脑梗死、心肌梗死一样，"眼梗"的静脉溶栓的治疗也有时间窗，也就是说发病时间越短，溶栓治疗效果相对越好。静脉溶栓比动脉溶栓更为简单快捷，操作简便。

但是由于全身用药的缘故，静脉溶栓存在一些全身性不良反应，尤其是颅内出血，安全性不如动脉介入溶栓。动脉介入溶栓治疗是将适量纤溶药物通过介入的方式直接推注到临近视网膜动脉栓塞处，从而使得栓塞解除、血管再通，改善视网膜血流灌注和恢复视力，是视网膜中央动脉阻塞的有效治疗方法。动脉介入溶栓治疗能够改善视觉功能，且发病时间越短，治疗效果越好。

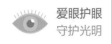
 误区解读

只要发生视网膜动脉阻塞的患者均立即行溶栓治疗

注意，具有以下情况的患者禁忌使用溶栓治疗！

（1）3个月内有过脑梗死或有急性脑梗死；

（2）急性发作或已有颅内出血、血肿、蛛网膜下腔出血、血管瘤或颅内肿瘤；

（3）动脉血压 > 200/100mmHg，动脉内有脓性栓子、近期有过感染性心内膜炎者；

（4）2周以内有手术史或3周以内有脑挫伤；

（5）有严重或不可治愈的疾病，妊娠及患有颞动脉炎者；

（6）有出血性倾向和抗凝治疗者；

（7）患者或监护人不理解和不同意者。

 健康教育

在平时生活中积极预防视网膜动脉阻塞的发生发展

预防视网膜动脉阻塞的方法包括：①规律健康查体，预防心脑血管疾病；②禁烟酒、熬夜等不良习惯，清淡饮食；③积极控制血压、血糖、血脂；④若夜间打鼾，需专科医师评估是否存在阻塞性睡眠呼吸暂停，改善夜间睡眠缺氧。

孩子瞳孔发白是怎么回事

跳跳是 3 个月大的可爱宝贝，是一家人的掌上明珠。家人们总是被她明亮、清澈的眼神吸引。这几天妈妈在抱着跳跳的时候偶尔会看到跳跳的眼睛里像"猫眼"一样发出白色的反光，到医院检查，医生诊断是"白瞳症"，这到底是怎么回事呢？会影响跳跳的视力吗？

 小课堂 •••••••••

1. 什么是"白瞳症"

顾名思义，当光线照射瞳孔，瞳孔区呈现黄色、黄白色或粉白色的反光，即称为白瞳症。白瞳症的原理主要为两点：一是眼部缺乏吸收光线的色素，例如脉络膜缺失、白化病等；二则是更为广泛、多发的因素，即瞳孔至视网膜之间有白色物阻隔而形成白色反光，在发生晶状体混浊、前房或玻璃体炎症渗出、视网膜脱离、眼内肿瘤等情况时都可能出现白瞳症表现。

2. 哪些小儿眼病会表现为白瞳症

小儿眼病中引起白瞳症的病种非常多，几种较为常见的病变见下文：

（1）先天性白内障：出生时即出现的晶状体混浊，由胚胎期晶状体的发育异常导致，是目前发生率最高的、可治疗的儿童致盲性眼病。先天性白内障的病因非常复杂，与遗传和环境因素均有关

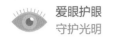

系。可为家族性，也可散发。其中约 30% 的先天性白内障为遗传因素所致，散发病例则与患儿母亲孕期服用药物、代谢异常、接受大剂量放射线照射或胎儿宫内感染风疹病毒有关。

（2）视网膜母细胞瘤：是儿童最常见的眼内恶性肿瘤，占小儿肿瘤的 3%。常发生于 1～2 岁的婴儿，约 10% 的患儿有家族史。由于患儿小无法表述视力障碍，家长早期不易发现，常至瘤体隆起形成瞳孔区反光的白瞳症时才发现，同时可伴有斜视、视力下降的表现。晚期肿瘤出现全身转移，患儿多在 1.5 年内死亡。B 超和磁共振检查有助于明确诊断。

（3）视网膜毛细血管扩张症（Coats 病）：主要病理改变为视网膜血管异常扩张，血浆中的脂质、胆固醇等大量渗出聚集于视网膜神经上皮下，最终形成广泛的视网膜脱离。好发于 10 岁以下男孩，多无明确家族史。荧光素眼底血管造影检查有助于确诊。

（4）早产儿视网膜病变（retinopathy of prematurity，ROP）：特定发生于低胎龄、低出生体重儿，有明确的吸氧史。早产儿因视网膜缺血致发育迟缓，代偿性血管发育异常，继续进展则致视网膜脱离。目前 ROP 是婴幼儿致盲的首要原因，早期隐蔽，发展快。

（5）家族性渗出性玻璃体视网膜病变（familial exudative vitreoretinopathy，FEVR）：是一类视网膜血管发育异常性疾病，主要病变为视网膜发育不全导致周边部视网膜无血管灌注、血管走行异常和渗出。FEVR 在儿童致盲性眼病中占 13%～16%，具有典型的家族遗传性。FEVR 多为双眼发病，临床表型差异很大，双眼病变程度也多不相同。

白瞳症的原因各异，治疗方案也大不相同。手术是治疗先天性白内障的主要途径。视网膜母细胞瘤除晚期需眼球摘除外，静脉化疗、玻璃体腔化疗、眼动脉介入化疗和外照射放疗等多种保眼方法也逐步开展和完善。Coats 病、ROP 和 FEVR 早期使用激光治疗和眼内抗新生血管药物注射，晚期则需行玻璃体视网膜手术治疗，总的治疗原则是以最小的创伤保留视力、保住眼球。小儿眼病存在高发性和复杂多样性的特点，对多种相关因素如早产低体重、家族史、对侧眼情况等应引起充分警惕，重视新生儿眼病筛查，做到"防患于未然"。当发现白瞳症时，能有意识地及时就医，尽快明确诊断并予以有效治疗做到"及时止损"，控制病情的继续发展。

视力下降，家中宠物竟然是"罪魁祸首"

小朋友乐乐家里养了一只可爱的狗狗，从小就跟狗狗一起玩耍，狗狗陪伴着乐乐的成长，也是乐乐最好的朋友。3 岁的乐乐要上幼儿园了，可入园体检却发现乐乐左眼视力严重下降，妈妈急忙带着乐乐到眼科门诊就诊。眼科医生检查发现乐乐左眼视力差，只能看见微弱的亮光，眼底有陈旧性视网膜脱离。这可把妈妈吓坏了，为什么会发生视网膜脱离呢？乐乐的眼睛还有救吗？经过询问病史和进一步检查，医生诊断乐乐为犬弓蛔虫感染导致的眼弓蛔虫病，并且左眼视力已经很难再恢复了。

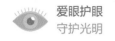

1. 弓蛔虫如何感染人体并导致眼弓蛔虫病

弓蛔虫主要寄生于猫狗的小肠中，成虫产的虫卵可随粪便排出体外，在适宜的环境中可发育形成具有感染性的胚胎卵。当我们接触被虫卵污染的土壤和水后，可能经手 - 口途径将虫卵误食入口；或是生食被虫卵污染的蔬果、肉类产品从而引起弓蛔虫感染；另外，弓蛔虫也会以幼虫的形式寄生于牛、羊、鸡等动物的肌肉、肝脏等组织中，因此生食含幼虫的肉类或内脏也可引起弓蛔虫感染。虫卵进入人体以后，在小肠内孵化成幼虫，但并不会进一步发育为成虫，而是以幼虫的形式穿过肠壁进入血液循环随血液流经全身，可侵犯肝脏、心脏、肾脏、肌肉、大脑及眼等多种器官，引起机体的免疫、炎症反应并产生相应的症状。弓蛔虫幼虫侵入人眼后即可引起眼弓蛔虫病（又称眼幼虫移行症），临床上可分为周边部肉芽肿型、后极部肉芽肿型、慢性眼内炎型及不典型型。

2. 眼弓蛔虫病会有哪些表现

眼弓蛔虫病大多累及单眼，儿童多见，典型临床表现为视网膜上局限的、白色隆起的肉芽肿病灶，也可表现为弥漫性眼内炎，可伴有玻璃体条索、牵拉性视网膜脱离、黄斑牵拉等表现。裂隙灯检查可见玻璃体腔有典型的纱膜样改变。除了常见的周边部肉芽肿型、后极部肉芽肿型、慢性眼内炎型这三种临床类型外，少数患者可出现不典型的临床表现，包括：视盘水肿、眼内活虫蠕动、弥漫性单侧亚急性神经视网膜炎等。

周边部肉芽肿型最常见，约占 50%，在视网膜周边部可见一个或多个局部隆起的白色结节伴局部玻璃体牵引，部分患者炎症可能是弥漫性的，睫状体平坦部可呈雪堤样改变。

后极部肉芽肿型，即在后极部形成视网膜内或视网膜下的白色炎性肿块，位于黄斑区，可严重影响视力。

慢性眼内炎型主要表现为眼红、眼痛的弥漫性眼内炎症，通常没有明显的眼内肉芽肿病灶，表现为葡萄膜炎。

眼弓蛔虫病多见于儿童，且患儿预后往往不佳。这主要是由于眼弓蛔虫病早期多表现为一过性的眼红、眼痛、畏光、流泪，甚至无明显的眼部不适，易被患儿家长误认为是"红眼病"而未得到重视，从而不能得到及时规范的治疗；另外该病累及单眼，往往到患儿视力严重下降时或出现"白瞳症"、斜视等表现才被家长发现，而这时病程可能已经长达数年之久，病情也已发展为严重的视网膜脱离甚至眼球萎缩，预后不佳。

3. 如何预防眼弓蛔虫病

虽然眼弓蛔虫病可能导致视力丧失等严重后果，但我们通过一些简单的措施就可以有效预防弓蛔虫感染和眼弓蛔虫病的发生。如前所述，手 - 口途径是弓蛔虫最常见的传播途径，因此家长应该教育孩子讲卫生、勤洗手。猫狗是弓蛔虫的终宿主，也是该病的主要传染源，因此应定期对宠物狗进行规范驱虫治疗。另外，家长也应教育孩子与流浪猫狗保持安全距离、不接触流浪猫狗。养成健康的饮食习惯，也是预防弓蛔虫感染的重要措施，应拒绝食用生牛肉、生牛肝等未煮熟的肉类。

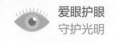

目前已发现的弓蛔虫有犬弓蛔虫、猫弓蛔虫、马来西亚弓蛔虫和狞猫弓蛔虫等，但感染人类引起弓蛔虫病的主要是犬弓蛔虫和猫弓蛔虫，其终宿主分别是狗和猫，其中间宿主包括人、兔、羊、牛、鸡等。弓蛔虫只有在终宿主体内才能发育为成虫并完成交配产出虫卵，在中间宿主体内只能发育至幼虫阶段，但其幼虫可以经人体小肠壁进入血液循环，并随血流到达多个脏器引起炎症反应及组织病变。

人体感染弓蛔虫可出现内脏幼虫移行症、眼幼虫移行症、神经性弓蛔虫病及隐性弓蛔虫病四种临床类型，但多数为无症状感染者。内脏幼虫移行症是由于弓蛔虫幼虫入血后侵入人体内脏组织所致，其中肝脏是最常受累的脏器，可表现为肉芽肿病变、肝炎。此外，心脏、肾脏及肌肉也可受到侵犯，从而出现心肌炎、肾炎、肌炎等表现。神经性弓蛔虫病由弓蛔虫侵入大脑和脊髓所致，可出现脑炎、脑膜炎、脊髓炎等临床表现。隐性弓蛔虫病无特异性表现，可出现腹痛、发热、厌食、恶心、呕吐、头痛、肺炎、咳嗽、喘息等症状。

我的孩子是早产儿，需要做什么眼部检查

南南是一个早产儿宝宝，经过抢救，他的各项生命体征保持平稳，再观察几天就可以出院了。听到这样的消息，南南的爸妈松了一口气。就在这个时候，新生儿科的医生跟他们说，

南南出院之后，要去眼科进行眼底筛查，让他们做好准备。南南爸妈有点发愁，这么小的婴儿，要做什么眼底检查呢？有这个必要吗？

 小课堂 ● ● ● ● ● ● ● ● ● ●

1. 什么是早产儿

早产儿是指出生时孕周小于 37 周的婴儿，这些婴儿的出生体重一般低于 2 500 克。相较于足月儿，早产儿的器官功能和适应能力差，往往需要特殊护理。

2. 什么是矫正胎龄

矫正胎龄 = 出生孕周 + 出生后周数，比如：花花的出生胎龄为 32 周 +3 天，出生后 2 周时，花花的矫正胎龄为 34 周 +3 天。

3. 早产儿为什么要做眼底筛查

正常视网膜血管约在胚胎 3 月末或 4 月初开始发育，36 周时发育到鼻侧锯齿缘（锯齿缘是视网膜最周边的位置），40 周时达到颞侧锯齿缘。宝宝早产时，视网膜还没有完全血管化，容易发生早产儿视网膜病变（ROP）。早产、低出生体重、吸氧史等是 ROP 发生的高危因素。ROP 是世界范围内引起儿童盲的首要原因，具有窗口期短、可干预性强、及时治疗疗效好等特点，早期筛查、及时诊疗能很大程度上预防严重 ROP 致盲，保护早产儿的视力。

4. 哪些早产儿需要进行筛查

根据《中国早产儿视网膜病变筛查指南（2014 年）》，符合以下条件时需要进行筛查：①出生体重 < 2 000 克，或出生孕周 < 32 周的早产儿和低体重儿，需进行眼底病变筛查，随访直到周边视网

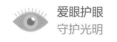
膜血管化；②对于患有严重疾病或有明确较长时间吸氧史，儿科医生认为比较高危的患者可适当扩大筛查范围。同时，也建议对所有新生儿进行常规的眼底检查，排查各种眼部疾病，以达到"早发现、早治疗"的目的。

5. 什么时候开始筛查

根据《中国早产儿视网膜病变筛查指南（2014年）》，早产儿矫正胎龄达到31~32周或出生后4~6周时，应进行首次眼底筛查。

6. 眼底筛查包括哪些项目

眼底筛查主要是由具有足够经验和相关知识的医生用间接检眼镜或广角眼底照相机进行检查。可在新生儿科进行床旁检查或至眼科门诊进行检查。检查前，需要用快速散瞳眼药水（常用：复方托吡卡胺滴眼液）滴眼进行双眼扩瞳。患儿检查前需禁食水，避免检查时呛咳窒息。为使检查更加全面，可以适当联合使用巩膜压迫法。亦可联合眼部B超，进一步辅助诊断。在进行早产儿眼底筛查后，一旦确诊为需要治疗的ROP时，眼科医生会在72小时内尽快进行治疗。没有治疗条件的地区医院会迅速将患儿转诊至上级医院。

7. 什么时候可以停止ROP筛查

根据《中国早产儿视网膜病变筛查指南（2014年）》，满足以下条件之一即可终止随诊：①视网膜血管化（鼻侧已达锯齿缘，颞侧距锯齿缘1个视盘直径）；②矫正胎龄45周，无阈值前期病变或阈值期病变，视网膜血管已发育至Ⅲ区；③视网膜病变退行。如患儿周边视网膜存在持续性无血管区，需终身随访，并密切关注患眼的屈光变化。若筛查发现其他眼病，则需积极治疗并根据病情制定适宜的随访计划。

 误区解读

我的宝宝首次筛查时没有病变就算通过筛查了

首次筛查时，患儿矫正胎龄为 32 周左右，此时患儿的视网膜往往未完全血管化。如果筛查未发现明显的 1 ~ 5 期 ROP 病变，也不能掉以轻心。因为 ROP 病变会在出生后慢慢出现，患儿应接受定期随访直至达到终止随访标准。在随诊过程中，如出现早期 ROP 病变的患儿，一般需要按医生医嘱定期复查，大部分病变都能自行消退。如果出现需要治疗的病变，就需要及时进行治疗，如果错过了有效的治疗时间窗，可能导致终身失明。

肿瘤会转移到眼睛吗

王丽今年 55 岁，是一名会计师。她在 5 年前查出乳腺癌并进行了手术治疗，术后没有再进行放疗或其他治疗。最近几个月，她觉得右眼偶尔有胀痛，休息一段时间后也没有好转，便决定去医院检查一下。医生给她检查了眼睛后，怀疑她眼睛里有乳腺癌的转移灶。王丽和家人都很担心，不知道肿瘤转移到眼睛后应该如何进行治疗？

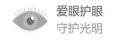
小课堂 ● ● ● ● ● ● ● ● ● ● ● ● ● ●

1. 肿瘤会转移到眼睛吗

眼内肿瘤是眼科中一类严重威胁视力及生命的疾病，可分为原发性与转移性。其中，转移性肿瘤不仅会造成患者视力下降，甚至对生命有严重威胁，一直备受眼科医生的关注。恶性肿瘤可以通过血液和淋巴液转移，所以转移到身体的任何部位都是可能的，只是眼部转移并不常见。眼内原发肿瘤的种类很多，体征错综复杂，为临床鉴别诊断带来了一定的困难。因此，眼部转移性肿瘤只能通过病理检查进行明确诊断。

2. 哪些肿瘤会转移到眼睛

恶性肿瘤的眼内转移在临床上并不多见。由于眼动脉与颈内动脉在解剖上构成直角，血流中的肿瘤栓子由于血流速度关系往往容易停留在颅内，而不易经过眼动脉进入眼内。

眼部转移分为眼眶转移和眼内转移。眼眶转移相对较少，眼内转移可见于脉络膜、虹膜、睫状体、视网膜等。其中，脉络膜因为具有丰富的血供而成为最常见的转移部位。男性最常见的原发灶是肺癌，女性则是乳腺癌。眼内转移一般发生在原发病晚期，偶有早期即转移至眼内者。

恶性肿瘤的眼部转移患者如能进行早期诊断、早期治疗，能够很大程度上改善患者的视力并预防肿瘤进展。因此，在恶性肿瘤眼部转移的早期明确诊断显得尤为重要。已有其他系统恶性肿瘤病史的患者如出现视物模糊、视力下降、闪光感等眼部症状时，应高度警惕肿瘤眼部转移，尽早就医。

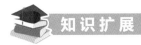 知识扩展

不同转移部位的临床表现

　　大部分眼眶转移无明显症状，多表现为眼球运动障碍，伴有眼球突出、眼痛、复视等，而眼内转移则多表现为视物不清、视物变形、眼痛、视野缺损等。脉络膜转移癌的患者多因视网膜下渗出、视网膜脱离等造成视物模糊及变形而就诊；虹膜睫状体转移患者则多表现为眼痛，视力早期可不受影响。全身恶性肿瘤的眼部表现可能早于原发肿瘤诊断，部分眼眶转移患者无原发肿瘤史。

 误区解读

1. 一旦确诊眼部转移，只能进行眼球摘除

　　不完全正确。眼部转移灶的治疗方式常规包括针对原发肿瘤的治疗以及针对眼部病灶的治疗两部分，前者包括放疗、化疗、靶向治疗，后者包括经瞳孔温热疗法、巩膜敷贴放射治疗、眼球摘除或局部切除术等。

2. 眼部转移一定是肿瘤晚期的征象

　　不完全正确。恶性肿瘤眼部转移也可见于肿瘤早期转移，其生存时间主要取决于全身转移情况及器官功能受损情况。

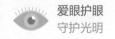
什么是葡萄膜恶性黑色素瘤

张强（化名）今年 46 岁，是一家公司的部门经理，事业小有所成。他最近跟随单位进行常规体检时，发现眼睛里有一个异物，便来到了医院进行更详细的眼科检查。医生看完检查结果后，表情很严肃，说他眼睛里面长了肿瘤，很可能是葡萄膜恶性黑色素瘤。这个病很罕见，还很有可能会发生转移，需要进行治疗。张强和家人都很担心，这种肿瘤会危及生命吗？

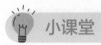 小课堂

1. 什么是葡萄膜恶性黑色素瘤

葡萄膜恶性黑色素瘤是发生于眼内葡萄膜部位的黑色素肿瘤，也是成人眼内最常见的原发性恶性肿瘤。葡萄膜为眼球壁的中间层，可分为脉络膜、睫状体和虹膜三个部分，含有丰富的血管与黑色素细胞。葡萄膜恶性黑色素瘤是由这三个结构中的黑色素细胞突变所产生的恶性肿瘤，其中脉络膜黑色素瘤占绝大多数（90%）。

2. 葡萄膜恶性黑色素瘤的治疗方式有哪些

根据患眼的视力、瘤体大小、肿瘤生长部位、肿瘤生长类型、患者的全身情况、是否有视网膜脱离、玻璃体积血等并发症，葡萄膜恶性黑色素瘤有不同的治疗方法。目前常用的有以下几种：巩膜敷贴放射治疗、眼球摘除、激光光凝、眶内容剜除术、经瞳孔温热治疗术（transpupillary thermotherapy，TTT）等。根据患者的具体

情况，医生会选择最适合的治疗方案。

在葡萄膜恶性黑色素瘤的病程及治疗过程中，可能会出现一些并发症如玻璃体积血、继发性青光眼，这些会严重威胁患者的视力，需要及时治疗，如进行玻璃体切除、激光虹膜切开术、玻璃体腔内抗 VEGF 治疗等。

虽然葡萄膜恶性黑色素瘤治疗方法多样且较为复杂，但只要患者能够配合治疗，定期复查，在出现新症状时及时到医院就诊，多数患者仍能获得较好的预后。

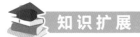 知识扩展

葡萄膜恶性黑色素瘤的临床症状

葡萄膜恶性黑色素瘤的临床症状多种多样，和肿瘤的生长位置、大小、是否合并视网膜脱离及其范围有关。一些患者可能表现为不同程度的视力下降或眼前视物遮挡、眼前黑影飘动。大部分患者可能在很长的时间里都没有明显的不适感，常常在体检时发现，或是因肿瘤生长到一定程度时引起了视野缺损、渗出性视网膜脱离、玻璃体腔积血、白内障等并发症而就诊。葡萄膜恶性黑色素瘤在亚洲人群的发病率略低于白种人，约为每年 0.6/ 百万人。目前，葡萄膜恶性黑色素瘤的病因和发病机制尚不清楚。

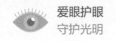

误区解读

1. **一只眼睛得了葡萄膜恶性黑色素瘤，另一只眼睛也会受影响**

   葡萄膜恶性黑色素瘤双眼同时或先后发病较罕见，通常患者的未患病眼不会受到患眼的影响。

2. **母亲患有葡萄膜恶性黑色素瘤，会遗传给孩子**

   目前没有研究证实葡萄膜恶性黑色素瘤具有家族遗传性。

眼睛突出要查甲状腺

　　52岁的李红阿姨最近觉得左眼变大了，往外突出，偶尔会流泪。邻居也说她左眼看起来有些肿，眼球发红。李阿姨一开始没当回事，自己在网上买了些消炎眼药水，但是情况并没有好转。最近几天，李阿姨发现视物开始模糊和重影，严重影响工作和生活。到了眼科医院检查后，医生说她得了甲状腺相关眼病。李阿姨觉得很疑惑：我没有甲状腺的病啊！平时身体好得很，怎么会得这个甲状腺相关眼病呢？

 小课堂

1. **什么是甲状腺相关眼病**

甲状腺相关眼病（thyroid associated ophthalmopathy，TAO）本质上是自身免疫性疾病，是Graves'病最常见的甲状腺外表现，亦是最常见的成人眼眶疾病。它可以发生在任何年龄段，尤其好发于

40 ～ 60 岁的女性。少数（约 3% ～ 5%）严重的患者因出现角膜溃疡和视神经压迫，可导致视力下降甚至失明。

2. 甲状腺相关眼病的治疗方式有哪些

（1）控制甲状腺功能：TAO 与甲状腺功能异常密切相关，务必把监测和控制甲状腺功能贯穿 TAO 治疗的始终。如果甲状腺功能异常，首先需要在内科控制好甲状腺功能，同时兼顾眼病治疗。另外，需要定期复查甲状腺功能，促甲状腺素受体、促甲状腺激素受体抗体等指标波动较大，也会导致眼病加重，甚至出现恶性眼球突出。有过放射性碘治疗的患者，应更加注意定期眼科检查。

（2）戒烟：吸烟是甲状腺相关眼病的重要危险因素，吸烟会导致患病风险高 2.22 倍，同时还会降低很多药物治疗的效果。

（3）眼表保护：不少 TAO 患者都会觉得眼睛干涩、有异物感，这些症状是由眼表病变引起的。所有 TAO 患者都建议接受系统的眼表检查，使用人工泪液保护眼表。如果出现角膜暴露、眼睑闭合不全，则建议使用作用更强、更持久的眼膏或凝胶。

（4）局部注射药物治疗：在眶周局部注射糖皮质激素可改善眶周免疫炎症反应，眼睑水肿、上睑退缩、重影等可能得到一定程度的改善。

（5）全身药物治疗：包括硒剂、糖皮质激素、细胞毒性药物、免疫抑制剂、新型生物制剂。

（6）放射治疗：放疗能一定程度地改善炎症、复视及眼球运动障碍，常作为激素冲击的补充治疗来应用。

（7）手术治疗：眼眶减压术、斜视矫正手术、眼睑手术。

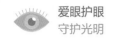

 知识扩展

为什么甲状腺相关眼病会出现眼球突出？为什么视神经会受到压迫

我们的眼眶就像一个"房子"，房子的前面是眼球，房子的后面是视神经、眼外肌和脂肪等，房子四周的墙壁则是由骨头组成的。患有甲状腺相关性眼病时，眼外肌会变大，脂肪会变多，也就是房子后面要装的东西变多了，但四周的墙壁却不能随着变大，所以眼球就只能向前突出，同时视神经也就受到了压迫。眼眶减压手术的原理就是通过手术让眼眶内的骨头或者脂肪为眼球"腾出足够空间"，可以用于解决眼球突出、压迫性视神经病变、暴露性角膜炎等问题。

 误区解读

1. 只有"甲亢"患者才会得甲状腺相关眼病

此说法错误，本病可发生于不同甲状腺功能状态的患者中。需要注意的是甲状腺相关眼病与甲状腺疾病之间并不存在因果关系。研究发现，在所有甲状腺相关性眼病的患者当中，约 60% 同时患有甲状腺功能亢进症，20% 同时患有亚临床甲状腺功能亢进（以下简称"甲亢"），5% ~ 10% 同时患有甲状腺功能减退，另外还有 10% ~ 15% 的患者的甲状腺功能是正常的。并且，甲状腺相关眼病与甲状腺疾病没有明确的发病顺序，TAO 可能出现在甲状腺疾病之前、之后，抑或同时发生。应当建立足够的健康意识，在出现眼部症状时及时去医院就诊，并且做全面的检查，警惕甲状腺相关眼病的发生。

2. 甲状腺相关眼病只需要针对甲状腺治疗

甲状腺相关眼病并不只是甲亢导致的，甲亢治疗过程中可能会出现少数患者眼病好转、少数患者眼病加重等现象。也就意味着，有的人即使甲亢治疗好了，眼病也不一定会好转（眼睛突不一定会改善），甚至有可能会加重。单独控制甲状腺功能，并不能解决眼睛突出的症状，应该有针对性地治疗眼睛。

眼红就是虹膜炎吗

小李是公司的中青年骨干，最近有几个项目在同时推进，压力大、感冒频发，更让他烦恼的是由于连续熬夜加班而出现眼睛红痛，看东西也雾蒙蒙的。同事说他得了"红眼病"，还有人说是虹膜发炎了。眼红就是虹膜炎吗？

 小课堂 ● ● ● ● ● ● ● ● ● ● ● ●

眼红有 3 种类型，即结膜充血、睫状充血、混合充血

（1）结膜充血：是指远离角膜部位的充血，呈鲜红色，看起来红得挺吓人，还常常伴有分泌物增多，是典型的结膜炎的表现。葡萄膜炎一般不会出现结膜充血，但在急性视网膜坏死综合征或福格特 - 小柳 - 原田综合征的早期可能会出现此种充血，这些患者往往有眼内病变，只要考虑到这些病变，进行详细的眼部检查即可做出正确的诊断。

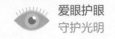
（2）睫状充血：出现在角膜周围，常为360°充血。此种充血与结膜充血不同，呈紫红色，常见于前葡萄膜炎、角膜炎和急性眼压升高（如急性闭角型青光眼、虹膜全后粘连引起的眼压急性升高）。

（3）混合充血：是指既有结膜充血又有睫状充血，见于严重的急性前葡萄膜炎、眼内炎，也可见于细菌性、病毒性和真菌性角膜炎或眼压急性升高的患者。

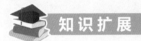 知识扩展

为什么人的眼睛会有不同的颜色

人的眼睛会呈现不同颜色，是由于眼内虹膜颜色不同导致的。人的眼角膜是无色透明的，所以眼睛颜色其实是透过角膜所看到的虹膜颜色，而虹膜呈现哪种颜色是由遗传基因和虹膜组织的色素多少决定的，比如蓝色、褐色以及琥珀色等。

葡萄膜炎有哪些类型

张老师双眼又红又痛，看东西模糊，到医院检查后有的医生说她得了虹膜炎，有些医生说是葡萄膜炎，这到底是怎么回事呢？

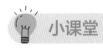
小课堂 ● ● ● ● ● ● ● ● ● ● ● ● ● ● ● ● ●

葡萄膜炎是什么，都有哪些类型

葡萄膜炎是一类疾病的总称。眼睛的葡萄膜分为 3 部分，即前面的虹膜，中间的睫状体和后面的脉络膜。发生在不同部位的炎症有不同名称，包括很多种类。

（1）发生在虹膜组织的炎症叫作虹膜炎，主要出现在前房细胞。

（2）发生在虹膜、前部睫状体的炎症叫作虹膜睫状体炎，主要出现在前房和前玻璃体。

（3）发生在睫状体前 1/3 部位的炎症叫作睫状体炎，主要出现在前玻璃体。

（4）发生在睫状体后 2/3 的炎症叫作睫状体平坦部炎，也叫作中间葡萄膜炎，常出现该部位的增殖改变（雪堤样病变）。

（5）发生在脉络膜的炎症叫作脉络膜炎，常见的类型有福格特 - 小柳 - 原田综合征、交感性眼炎、多灶性脉络膜炎。

（6）发生在视网膜的炎症叫作视网膜炎，如巨细胞病毒性视网膜炎、特发性视网膜炎等。

（7）发生在视网膜血管的炎症叫作视网膜血管炎，常见的有白塞综合征（Behcet 病）引起的视网膜血管炎。

（8）发生在脉络膜并累及视网膜的炎症，叫作脉络膜视网膜炎。

（9）发生在视网膜并影响脉络膜的炎症，叫作视网膜脉络膜炎。

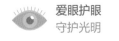

（10）发生在角膜并影响虹膜的炎症，叫作角膜虹膜炎或角膜葡萄膜炎。

（11）发生于巩膜并影响葡萄膜的炎症，叫作巩膜葡萄膜炎。

（12）前葡萄膜炎指的是发生于虹膜和前部睫状体的炎症，包括虹膜炎、虹膜睫状体炎、前部睫状体炎 3 种类型。

（13）中间葡萄膜炎是指发生于睫状体后部（也叫睫状体平坦部）的炎症，其中以玻璃体雪球状混浊为主的叫作玻璃体炎。还有一种会出现典型的睫状体平坦部增殖改变（雪堤样病变）。

（14）后葡萄膜炎是指发生于视网膜、脉络膜及视网膜血管的炎症的总称，包括了很多种类型，如脉络膜炎、视网膜炎、视网膜血管炎、脉络膜视网膜炎、视网膜脉络膜炎等。

（15）有些葡萄膜炎的炎症仅出现在眼部，这些类型可伴有玻璃体浑浊，炎症细胞浸润等改变并有独特的临床表现和进展规律，被赋予特殊的名称，如 Fuchs 综合征、青光眼睫状体炎综合征、急性视网膜坏死综合征、病毒性前葡萄膜炎、特发性前葡萄膜炎、急性后极部多灶性鳞状色素上皮病变、地图状脉络膜炎、多灶性脉络膜炎和全葡萄膜炎、视网膜下纤维化和葡萄膜炎综合征、点状内层脉络膜病变、鸟枪弹样脉络膜视网膜病变等。

（16）有些葡萄膜炎还伴有全身性疾病，或者说葡萄膜炎是全身性疾病的一个组成部分，它们往往有独特的名字，如白塞综合征（Behcet 病）、福格特 - 小柳 - 原田综合征、强直性脊柱炎伴发葡萄膜炎、结节性葡萄膜炎、反应性关节炎伴发葡萄膜炎、炎症性肠道疾病伴发葡萄膜炎、复发性多软骨炎伴发葡萄膜炎、Blau 综合征等。

另外，葡萄膜炎还可以按病因分类，包括：感染性葡萄膜炎

（结核性葡萄膜炎、梅毒性葡萄膜炎、弓形虫引起的葡萄膜炎等）、非感染性葡萄膜炎、外伤性葡萄膜炎及各种恶性肿瘤或眼部肿瘤引起的伪装综合征。

 知识扩展

葡萄膜是什么样的组织

　　眼球是一个球形器官，从外向内有 3 层组织结构。最外边的一层是角膜和巩膜。角膜是前端透亮的部分，向后延续为白色巩膜组织，角膜和巩膜都是坚韧的组织，形成一个完整封闭的眼球外壳，能保护眼内组织结构，维持眼球形态。眼球的最内一层叫视网膜，在组织结构上分为 10 层，能感受光线的刺激，并把感受的光刺激通过视神经传至大脑，使人们能看到和看清物体。中间那一层组织叫葡萄膜，含有丰富的血管和大量的色素，为外层视网膜提供营养，并起到照相机暗箱的作用，保持在视网膜成像清晰，还具有"空调"的作用，能将视网膜产生的热量和代谢物及时清除。

葡萄膜炎患者生活中有哪些禁忌

　　"海鲜是发物，你有葡萄膜炎不能吃呀！""火锅这么辣这么燥，有葡萄膜炎不能吃！"小李得了葡萄膜炎，家人严格监督，他觉得自己要过"苦行僧"的生活了，这可如何是好？

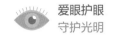
 小课堂　· · · · · · · · · · · · · · · ·

葡萄膜炎患者生活起居应注意什么

中医在治疗疾病中往往强调"忌口"这一问题，一般要求不要吃生冷的食物，还要忌食鱼虾蟹，还有忌吃胡萝卜、绿豆等。这些到底有无科学根据尚不得而知，可以确定的是，一些体质特别虚弱的人吃高蛋白食物可能会引起消化不良；一些肠胃功能不好的人，食生冷食品则易腹泻更易加重胃肠功能紊乱；一些肝火旺盛之人，食用辛辣肥厚和参茸补品则可能加重上火的表现。葡萄膜炎患者在生活起居中应注意以下事项。

（1）保持心情舒畅、心态平和对疾病的恢复与预防复发有重要作用：一些患者在葡萄膜炎发病前有生气、精神紧张、过度疲劳及情绪波动。

（2）戒酒：在葡萄膜炎发病前或复发前有一部分患者有喝酒史，特别是福格特 - 小柳 - 原田综合征发病与喝酒的关联度更高一些，目前研究表明过度饮酒可以引起免疫系统功能紊乱，所以葡萄膜炎患者一定不要过量饮酒。

（3）尽量不吃一些稀少的动物肉类：有一些人可能对一些少见的蛋白质发生过敏而发生葡萄膜炎，从野生动物保护和对疾病的预防角度而言，都不要吃这些动物肉类。

（4）有关食用狗肉、羊肉、牛肉、鹿肉的问题：极少数葡萄膜炎患者发病与食用这些肉类有关，也可认为是由于蛋白质过敏所致，此种情况在临床上并不多见。值得注意的是，如果患者以往食用这些肉类有"上火"的表现或有其他异常，如哮喘、皮疹等，则不宜再食用这些肉类。

（5）有关食用虾蟹等海鲜之类的食品：目前仅发现极个别患者的发病与食用海鲜有关。目前尚无可靠证据说明食用海鲜与葡萄膜炎发病有关，但如果患者以往食用海鲜后有复发的病史，建议以后不要再吃这些食物。

（6）有关吸烟的问题：目前国际上有研究表明，吸烟是葡萄膜炎发生的危险因素之一，建议葡萄膜炎患者戒烟或者降低吸烟频率。

（7）有关忌食葱、姜、蒜、辣椒的问题：一般而言，患者食用葱、姜、蒜、辣椒不会诱发葡萄膜炎，如果患者出现口舌生疮、面红目赤、小便短少、大便秘结等肝火旺盛的表现，则不宜食用过多辛辣食物。

综上所述，葡萄膜炎患者生活注意事项主要为：烟不吸、酒不喝、按时休息、保持心情愉悦。

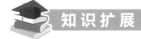 知识扩展

得了葡萄膜炎一定要进行眼内液检查吗

葡萄膜炎病因和类型有 100 多种，根据病史和眼科医生的检查，95% 的患者可以得到确诊，没有必要每一位患者都进行眼内液检查。眼内液检查是有创检查，会存在一定的风险，还会另外增加患者经济负担，不是必须要做的检查。

答案：1. C；2. C；3. ×

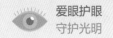

健康知识小擂台

单选题：

1. 飞蚊症是指（　　）

    A. 眼前确有蚊虫飞动

    B. 眼前固定黑影

    C. 眼前飘动的黑影

    D. 玻璃体液化

2. 先天性白内障的治疗途径为（　　）

    A. 视网膜激光光凝术　　　B. 眼内注药术

    C. 手术治疗　　　　　　　D. 眼动脉介入化疗

判断题：

3. 只要血糖控制得好就不会出现糖尿病视网膜病变。

    （　　）

眼底病与眼眶
疾病自测题

（答案见上页）